姿勢を意識した神経疾患患者の食べられるポジショニング

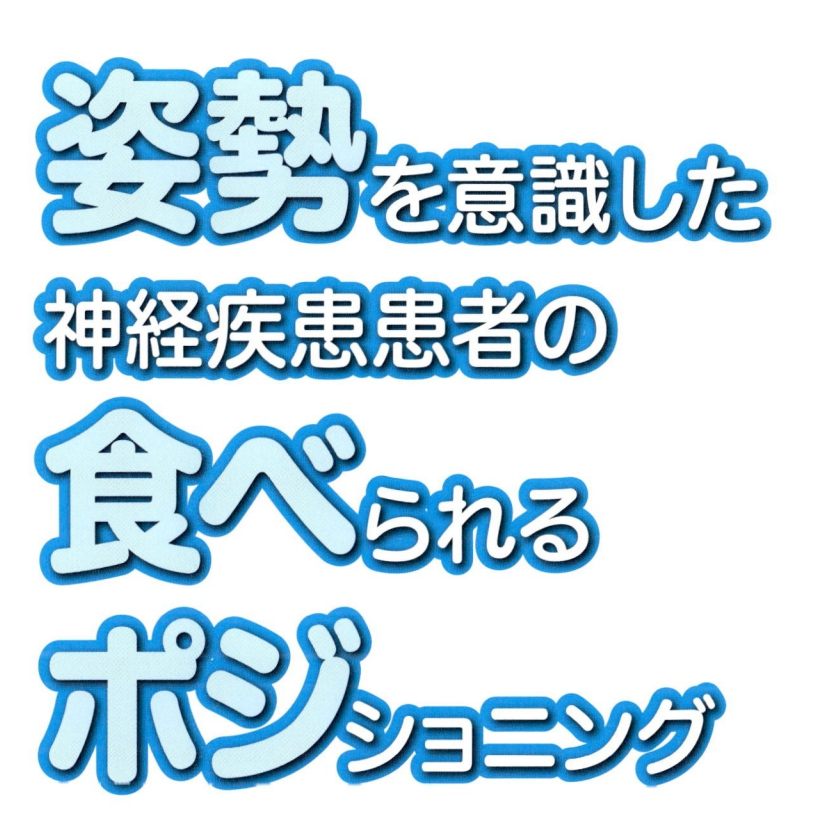

監修 **森若文雄**
北祐会神経内科病院 院長

編集 **内田 学**
東京医療学院大学 保健医療学部
リハビリテーション学科 理学療法学専攻 准教授

MEDICAL VIEW

Posture Correction for Eating and Swallowing Disorders Following Hemiplegia after Stroke, Parkinson's Disease, Spinocerebellar Degeneration

(ISBN 978-4-7583-2014-6 C3047)

Chief Editor: MORIWAKA Fumio
Editor: UCHIDA Manabu

2019. 10. 10   1st ed

Medical View Co., Ltd.
2-30 Ichigayahonmuracho, Shinjyukuku, Tokyo, 162-0845, Japan
E-mail   ed@medicalview.co.jp

編集の序

　神経疾患に代表される脳卒中片麻痺やパーキンソン病，脊髄小脳変性症は直接的に摂食・嚥下機能に障がいをきたす疾患である。また，経口摂取を断念せざるを得ない状況になった結果，胃瘻の増設を余儀なくされる頻度が非常に高い疾患でもある。疾患特性から誤嚥性肺炎を発生させる比率が非常に高く，死因別死亡率においても上位に挙げられる因子となっている。

　神経疾患の症状は多岐にわたり，食事の提供にも配慮が要求されるが，日常的な介護や生活のなかではフォーカスを浴びることなく「何気に」食べさせられている。傾斜した姿勢や前ずりなど，嚥下を実施するうえで不利な姿勢であるにもかかわらず，問題視されずに食事が提供されている現状を多く目にする。誤嚥性肺炎は，医療や介護の質により予防が可能であることから，無関心に提供された結果発生する誤嚥はヒューマンエラーとして考えなければならない。

　誤嚥性肺炎を誘発する症状に対しては，主として言語聴覚士が中心になり介入されているのが現状である。咽頭や喉頭の機能を中心に介入がなされているが，側方への傾斜や前ずりなど，異常な姿勢下で実施されると効果が半減するものであると考えられる。姿勢にかかわる理学療法士の介入や，食事操作にかかわる作業療法士，食事場面に直接対峙する看護師・介護福祉士など，多岐にわたる職種が同一の視点で食事環境について共通の問題点を把握し情報交換を行う必要がある。

　急性期や回復期には積極的な介入により効果が期待できるが，維持期や生活期においては身体に生じている障がいが嚥下に対する物理的な制限因子となる。喉頭挙上不全，口唇閉鎖不全，食道入口部開大不全など嚥下に対して不利な条件が形成され，医療や介護などの分野においても対応が困難となっている。舌運動や咀嚼，咽頭喉頭活動などの実質的な障害が残る神経疾患患者に対して適切に食事環境を整えることで誤嚥の危険を回避できることを学ばなければならない。外発的とはいえクッションやバスタオルなどを座面やバックサポートに挿入することで，食事を摂る環境として安全な座位姿勢を獲得でき，咽頭や喉頭の機能が効果的に発揮されやすい位置関係を構築できる。単に「座らせる」というだけでは嚥下障害に対する配慮とは言えず，体幹や肩甲帯，咽頭や喉頭の位置関係などを詳細に分析して介入する「ポジショニング」という概念が安全に食べるためには重要であり，どの局面においても考慮されなければ，嚥下障害を抑制することは困難である。

　本書を通して，今まで対応が困難であった摂食・嚥下障害患者に対するサポートが可能となり，結果的に誤嚥性肺炎の抑制に繋がることを願っている。また，患者の食事に対する欲を失わせず，口から食べることを簡単に諦めさせることなく「食は人生」であることを最大限に理解した医療・介護技術職の育成に本書を役立てていただければ幸いである。

2019年8月

東京医療学院大学
内田 学

執筆者一覧

■監修　森若文雄　北祐会神経内科病院 院長

■編集　内田　学　東京医療学院大学 保健医療学部 リハビリテーション学科
理学療法学専攻 准教授

■執筆者(掲載順)　内田　学　東京医療学院大学 保健医療学部 リハビリテーション学科
理学療法学専攻 准教授

中城雄一　北祐会神経内科病院 リハビリテーション部 部長

徳永典子　札幌パーキンソンMS神経内科クリニック

寺内知香　佐藤病院 リハビリテーション科

樫村祐哉　北祐会神経内科病院 リハビリテーション部

小玉　唯　北祐会神経内科病院 リハビリテーション部

熊谷隆人　札幌パーキンソンMS神経内科クリニック

藤田賢一　北祐会神経内科病院 リハビリテーション部

最上谷拓磨　聖マリアンナ医科大学横浜市西部病院 リハビリテーション部

山口育子　東京医療学院大学 保健医療学部 リハビリテーション学科
理学療法学専攻 講師

目 次

第4章 脊髄小脳変性症の嚥下障害に対するポジショニング　　85

全介助者に対するポジショニング

自己摂取者に対するポジショニング

第1章

ポジショニングの考え方

ポジショニングの考え方

内田　学

はじめに

　日常的な食事場面のなかで，よくむせ込む患者を目の当たりにする。多くの患者は適切な座位姿勢が保持できていない状況にあるのではないだろうか。

　車椅子に座ることはできるが正中位での保持が困難で一側に傾斜（図1）したり，椅子に座っても骨盤が前方に滑って前ずり（図2）したりする患者は多い印象である。脳卒中片麻痺患者では中枢性障害として運動麻痺（痙性麻痺・弛緩性麻痺）や感覚障害，バランス障害など多くの併存症状が出現し，疾患の特徴から体幹や頸部が前屈（図3）したり，随意性を失った結果過剰に伸展（図4）していたりする場面にも遭遇する。パーキンソン病では強剛による筋緊張亢進が全身の屈曲姿勢（図5）を助長し，椅子や車椅子での姿勢保持を困難にさせている。脊髄小脳変性症においては，四肢や体幹の協調的な運動が障害された結果動揺が激しくなり，姿勢保持はもちろんのことながらスプーンや箸の操作性そのものも障害される場面が多々みられる（図6）。

　このように食事摂取のために適切な姿勢が保持できていない患者は，適切な姿勢を保持するための内在的な能力として環境への適応が困難な状況であることを理解されず「不適切な姿勢」のまま食事が提供されている。不良な姿勢で食事を摂取することについて，医療者，介助者は食事摂取能力の問題だけにフォーカスを当てているのではないだろうか。むせ込みがみられてきたらその段階で食事を中止させたり，食事形態を粥や刻み食，ペースト食などに変更したりして，患者が望む食事という嗜好活動を偏見的視点により奪ってしまい患者の尊厳を失わせているのではないだろうか。

　正常な嚥下機能は，咽頭期，喉頭期に出現する喉頭の挙上（図7）が要求されている。この機能性は人間の嚥下と呼吸機能を安全に行わせるために非常に重要であり，喉頭が本来の役割として機能することで

図1 側方への傾斜が認められる食事場面

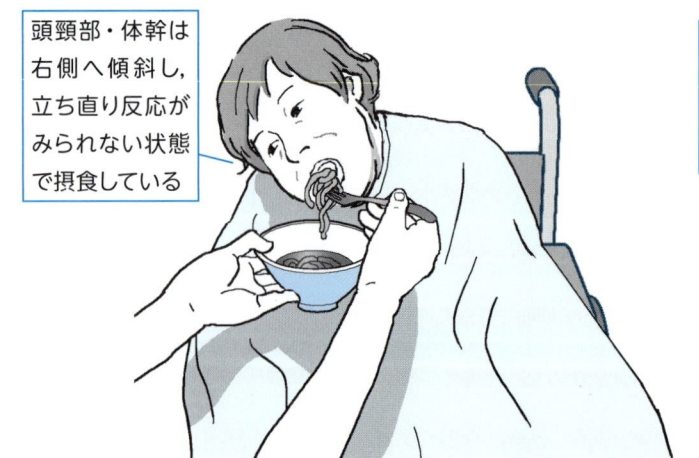

頭頸部・体幹は右側へ傾斜し，立ち直り反応がみられない状態で摂食している

図2 前ずりが目立つ座位姿勢

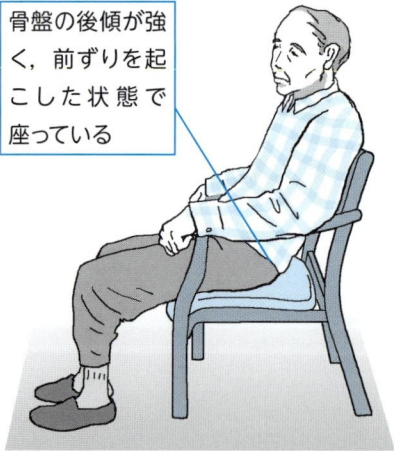

骨盤の後傾が強く，前ずりを起こした状態で座っている

図3 前屈姿勢が増強した座位姿勢

食事行為において重心の前方移動が困難であり，頸部の過剰な前屈が目立つ

骨盤の後傾に伴い，脊柱の円背が目立つ

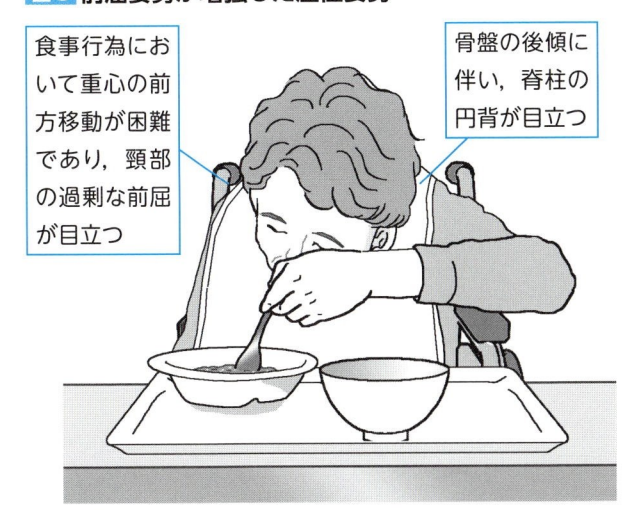

図4 過剰に頸部の伸展が増強した座位姿勢（弛緩性麻痺）

弛緩性麻痺により，緊張性を失っている。正中位の保持が困難となり，車椅子にもたれかかるような姿勢になってしまう

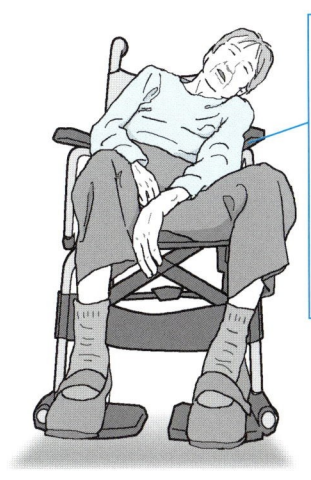

図5 パーキンソン病にみられる屈曲姿勢

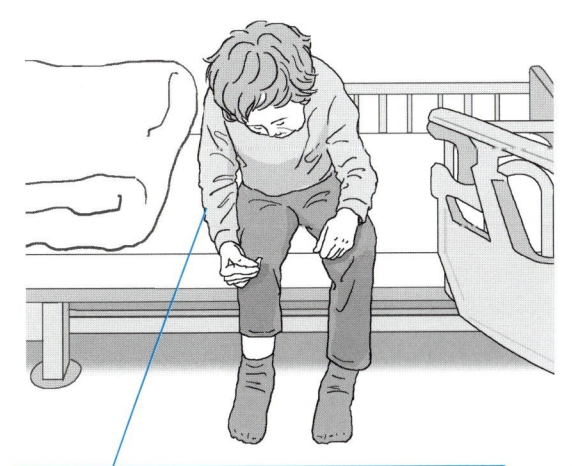

全身の屈曲方向への固縮が強く頭頸部・体幹を起こすことが困難になっている

図6 脊髄小脳変性症にみられる失調症状

上肢の運動失調に加えて体幹のバランス異常が認められる。上肢の円滑な操作が困難であり，頭頸部に過剰な緊張が生じてしまう

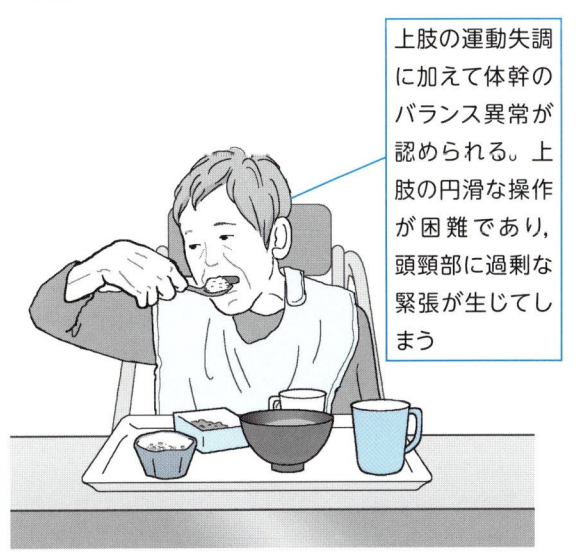

図7 喉頭挙上と喉頭蓋閉鎖のメカニズム

喉頭挙上により喉頭蓋が屈曲し，気管への交通を遮断する。これにより喉頭侵入を予防できる。喉頭蓋の屈曲に随意的な筋活動はなく，喉頭を挙上することが運動源となっている。

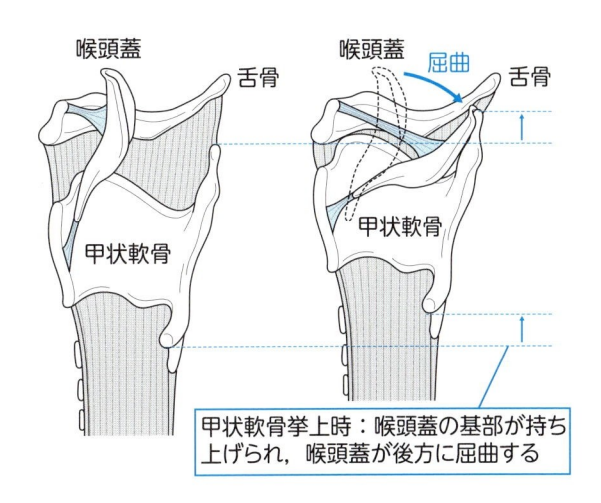

甲状軟骨挙上時：喉頭蓋の基部が持ち上げられ，喉頭蓋が後方に屈曲する

図8 嚥下反射にみられる喉頭の挙上と，喉頭蓋の屈曲による気管への食塊侵入の防止

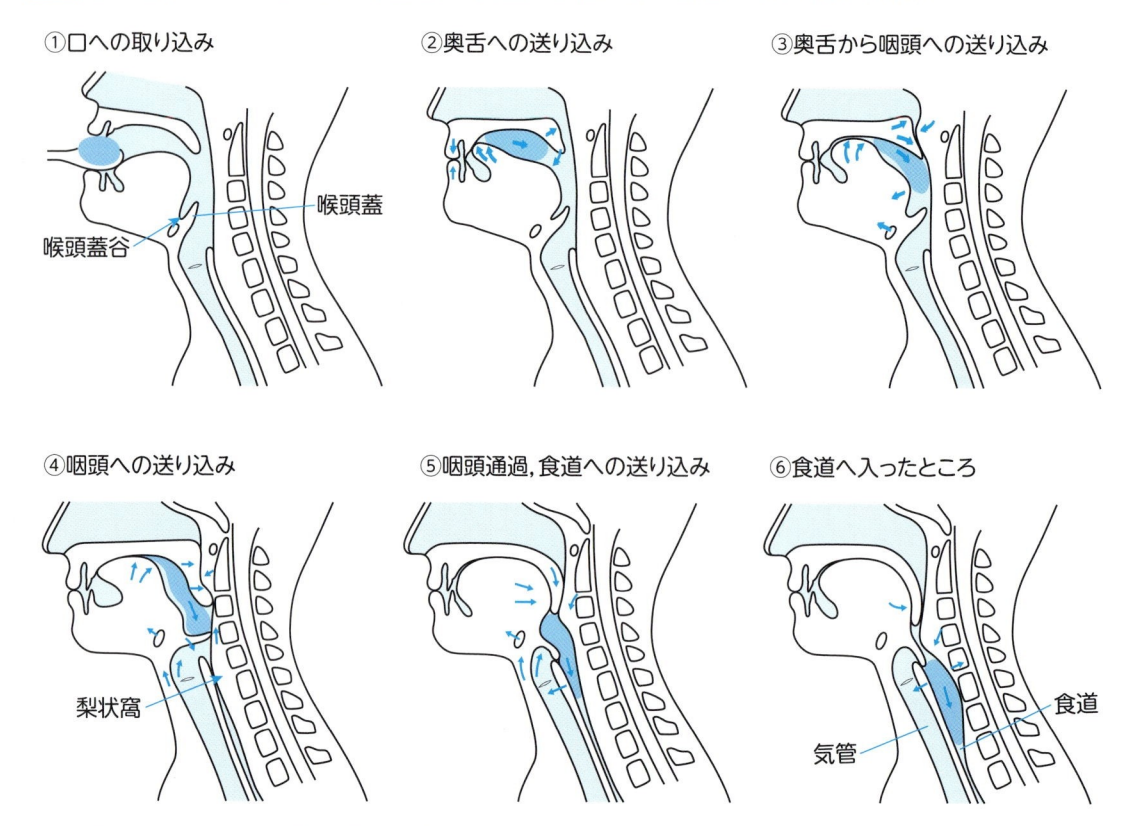

①口への取り込み

②奥舌への送り込み

③奥舌から咽頭への送り込み

④咽頭への送り込み

⑤咽頭通過，食道への送り込み

⑥食道へ入ったところ

①認知期：食物に合わせた口唇，舌の形状付けがなされる。

②口腔準備期：舌運動と咀嚼により食塊を形成し奥舌へ移送する。

③口腔送り込み期：軟口蓋の挙上により鼻腔を閉鎖し口腔内の陽圧を保ちながら咽頭へ移送。

④⑤咽頭期：喉頭の挙上により喉頭蓋が屈曲し，食物の気管侵入を防ぐ。

⑥食道期：食道入口部が拡大し，蠕動運動により胃まで食物を移送する。

図9 誤嚥のタイプ

喉頭閉鎖が生じる前・中・後，それぞれに誤嚥は生じる。

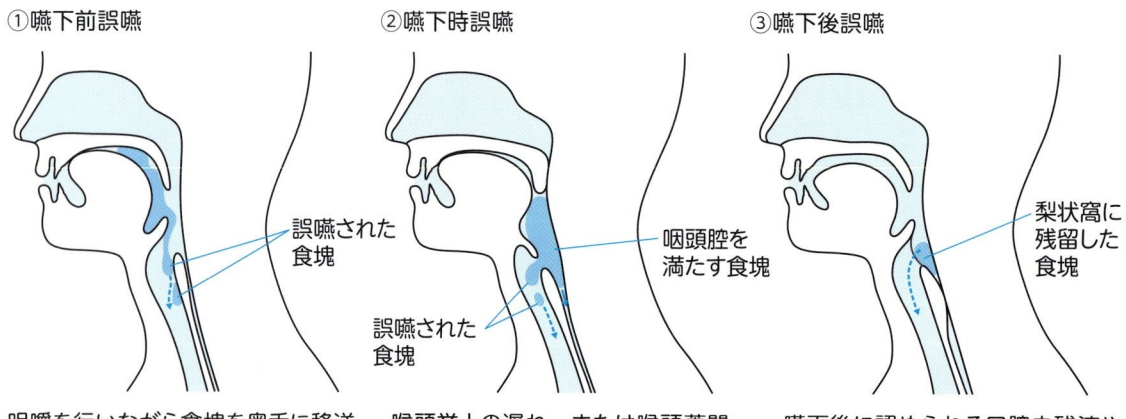

①嚥下前誤嚥

②嚥下時誤嚥

③嚥下後誤嚥

咀嚼を行いながら食塊を奥舌に移送し，口腔底に保持している際に誤って気管に侵入する。

喉頭挙上の遅れ，または喉頭蓋閉鎖の機能不全により食塊が気管に侵入する。

嚥下後に認められる口腔内残渣や梨状窩に残留した食塊などが徐々に気管内に沈下する。

気管への食塊侵入を防御する機能（図8）によって保証される。むせ込みが出現する多くの患者はこの機能性に制約（図9）が生じていることが考えられる。この咽頭期から喉頭期に出現する機能は一般的に嚥下反射とよばれ，随意的に調節することが困難な機能である。われわれは，むせ込みがみられる患者をこの部分のみの問題として捉えて評価している傾向が強い。冒頭に記載した適切な姿勢が保持できない不良姿勢と嚥下反射の関係についてはあまり考慮されていない実情があるように感じている。

従来のポジショニングという概念

　姿勢と嚥下反射は非常に密接な関係性をもっており，切っても切り離せない関係性が成り立っている。気管と食道は並列構造（図10）であり，複雑な嚥下反射が機能不全に陥った患者では気管への食塊侵入が認められる。これにより誤嚥が生じることから，重力を利用して食道を気管よりも低い位置にする（図11）ことで誤嚥を予防するという概念で臨床的には介助が実践されている。そのような意味でも食事摂取におけるポジショニングという概念は，誤嚥症状が強く出現する患者に対するリクライニング座位（図12）を想像することが一般的である。この対処法はきわめて有益な手法であり，患者自身も主観的な嚥下の安全性を感じることができるものだと考えられる。

図10 気管と食道の位置関係（並列構造）

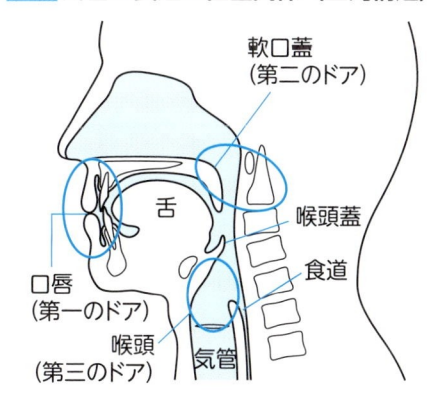

軟口蓋（第二のドア）
舌
口唇（第一のドア）
喉頭蓋
食道
喉頭（第三のドア）
気管

図11 リクライニング座位の誤嚥予防メカニズム

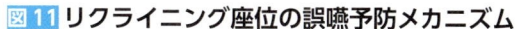
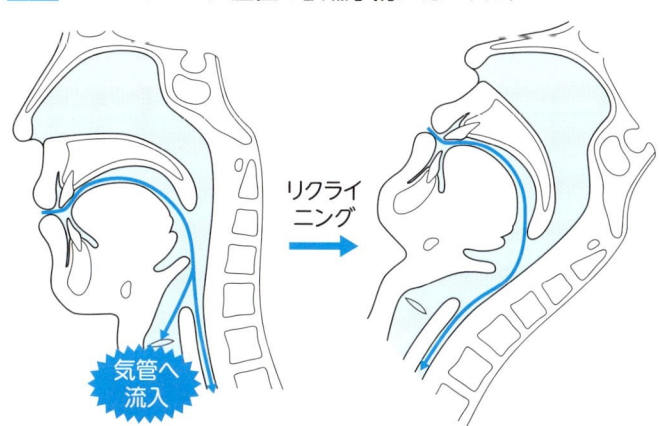

リクライニング

気管へ流入

図12 リクライニング座位の実際

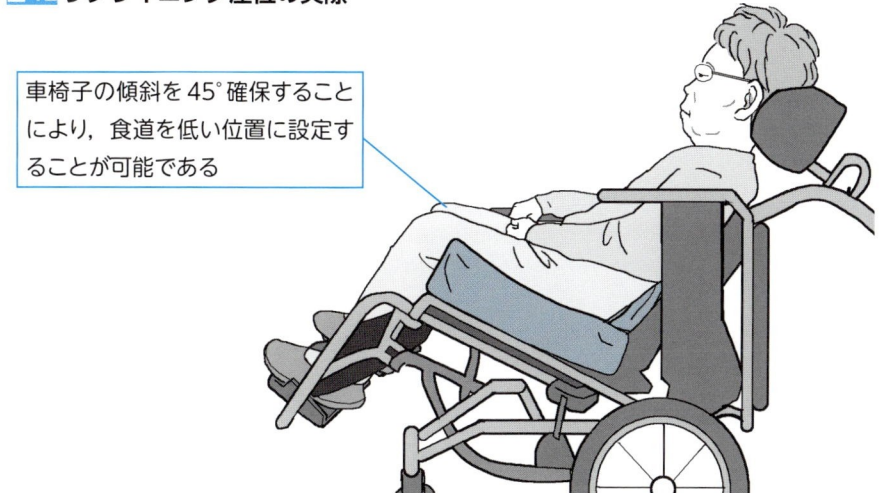

車椅子の傾斜を45°確保することにより，食道を低い位置に設定することが可能である

しかし，リクライニング型車椅子のバックサポートと背部，頭部の構造が適合しにくい特徴があり，結果的に身体がずれやすくなったり褥瘡ができてしまったりするなどネガティブな一面もある。何よりも，リクライニング座位での食事は自己摂取することが構造上困難であり，介助を要することが多く基本的には受動的な食事摂取となってしまう。患者が本来もちうる食に対する欲求は非常に大きなものであるが，リクライニング座位にすることで視覚的な情報，自分の食べたいと思うものの選定，食事中に展開される周りの人々との会話など，ほとんどの喜びを喪失してさせてしまうことにつながる。

本書が提案する「嚥下とポジショニング」

嚥下機能を詳細に分析すると，咽頭や喉頭，食道入口部の角度，頸部と体幹の位置関係などが影響を及ぼすことが理解できる。例えば円背姿勢（図13）の患者の座位姿勢は，骨盤帯が後傾し後方重心になってしまう。この状態で姿勢を保持するために上胸部や頭頸部は前方に偏位させることで前後のバランスを釣り合わせている。さらにその姿勢で食事を摂取することを想定すると，頸部を伸展させることで下顎は前方に突出し咽頭や喉頭の運動性を損なわせる構造的特性に仕上がっている。下顎の突出は，舌骨下筋（甲状舌骨筋，胸骨舌骨筋）に対するストレッチが加わり，喉頭を挙上させるために必要な舌骨上筋（顎二腹筋）の作用を抑制することに直結する（図14）。この作用は，舌骨下筋が舌骨を下側から引っ張り込んでいるような構造になっており，喉頭蓋の屈曲が不十分な機能となってしまう。このような構造上の変化が生じていることで多くの円背姿勢の患者にむせ込みが出現する結果となる。

円背姿勢が生じている結果として摂食・嚥下活動が制約を受けているという考え方を定着させることが非常に重要である。骨盤の後傾を改善させ，腰背部を伸展方向に対して起こしていくことが結果的に下顎の突出を抑制し，舌骨下筋のストレッチが解除されることで喉頭や咽頭の位置は適切な関係に戻っていく。些細なことではあるが，骨盤の後傾を改善させるために三角クッションを座面後方に位置させると，殿部と腰背部は空間ができやすくなるが，その部分にもクッションを固定する（図15）ことで伸展方向への運動を保証できる。後方重心であった円背姿勢を，環境に接している座面から介入することで全身の運

図13 円背姿勢の患者

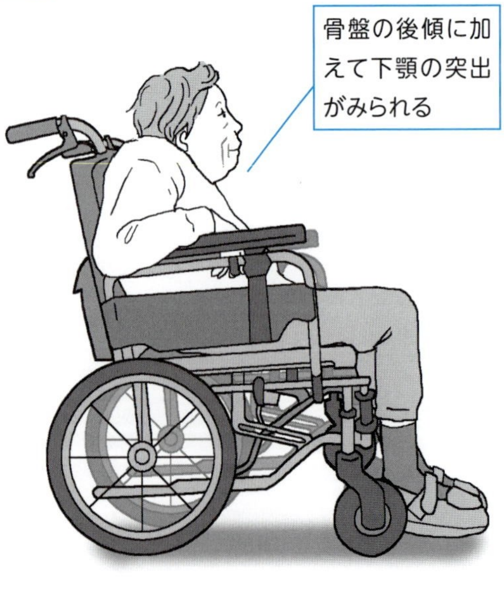

骨盤の後傾に加えて下顎の突出がみられる

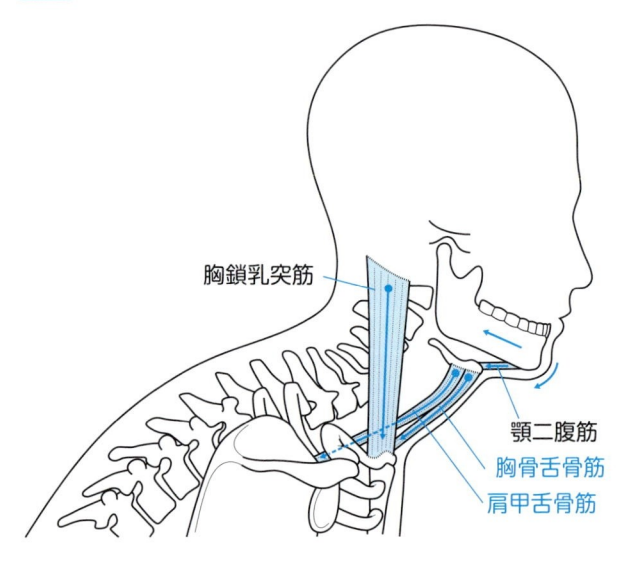

図14 舌骨下筋（青字）によるストレッチ

胸鎖乳突筋

顎二腹筋
胸骨舌骨筋
肩甲舌骨筋

図15 三角クッションの具体的な固定方法

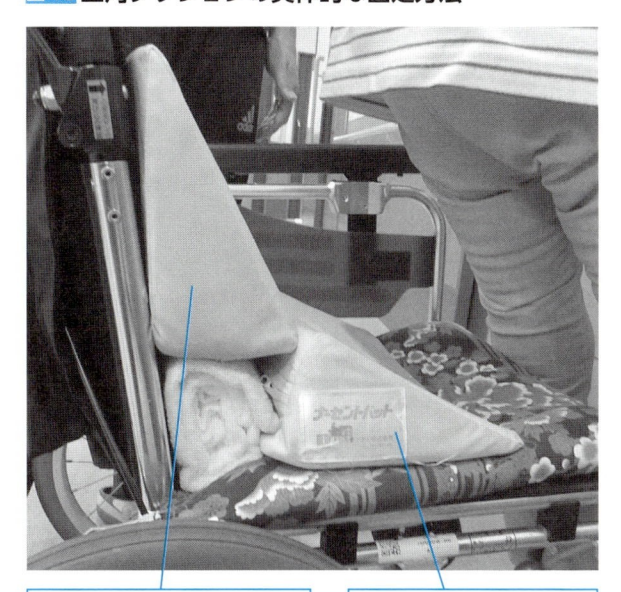

骨盤の前傾を促すとともに腰背部の伸展を促すために滑らかな傾斜がつくような腰部サポートも使用する

座面の後方部分にクッションを設置する。骨盤の後傾を解消するためにウェッジ状に設定する

図16 ポジショニング後の姿勢変化

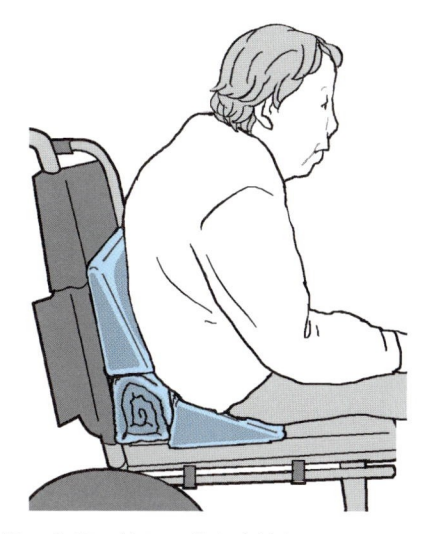

骨盤の後傾に伴う円背を改善させることにより，脊柱の抗重力伸展反応が導き出され，下顎の前方突出が改善する。舌骨下筋のストレッチも減弱することから，円滑な喉頭挙上が実現可能となる。むせ込みの回数が著しく減弱し嚥下機能としては改善傾向となる。

動に関与することが可能で，姿勢を調節できる可能性が十分に期待される。下顎が突出している因子の問題は骨盤を後傾させている座面の問題であり，そこに対する介入が嚥下機能に要求される咽頭，喉頭の位置関係や機能的特徴を変化（図16）させることにつながる。

　本書は，摂食・嚥下に要求される咽頭や喉頭の機能を改善させるために，外発的な環境設定を行うことで安楽で安全な手法をまとめたものである。ポジショニングという言葉は，「食べられる」ようになるために「咽頭や喉頭をどのような位置に置く必要があるか」という概念でとらえている。したがって，リクライニングや傾斜など，姿勢の位置関係を表現するために使うポジショニングではなく，「上肢機能を円滑に行わせる」，「嚥下筋の作用を向上させる」などのきわめて能動的な嚥下を機能的に実践させるための具体的な環境設定をポジショニングというキーワードに当てはめて示しているものである。

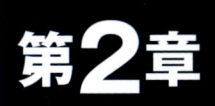

第2章

脳血管障害片麻痺患者の
嚥下障害に対するポジショニング

弛緩性麻痺患者にみられる嚥下障害　全介助者に対するポジショニング

飲み込むときにむせ込んでしまう （嚥下反射の惹起）

内田　学

ポジショニング介入例

1）症例情報：80 歳代，女性

診断名：脳梗塞（右中大脳動脈領域）左片麻痺　発症後 253 日経過

2）身体所見

Brunnstrom stage：上肢–Ⅰ，手指–Ⅰ，下肢–Ⅱ

感覚検査：触覚・痛覚–脱失，位置覚–脱失

深部腱反射：上肢–消失，下肢（膝蓋腱，アキレス腱）-亢進

脳神経検査：異常所見なし

ROM：左肩関節，股関節，膝関節，足関節に制限あり。

バランス反応：傾斜に対しては認識するも，支持性は得られない。

基本動作能力：すべてにおいて介助を要する。座位保持では常に体幹が麻痺側方向に傾斜しており，不安定性が目立つ（図 1）。

❗ 摂食・嚥下機能の問題点

・弛緩性麻痺が強い左片麻痺症状を呈している。摂食行為においては座位の安定性が得られず非麻痺側を使用した操作も困難であることから全介助である。

・常に開口した状態で座位姿勢を保持しており，食物を噛み砕いたりすり潰したりする咀嚼を代表とする口腔期の工程は不完全な状態である。

・咽頭期には食物の移送に対して嚥下反射の出現を惹起しており，頻回にむせ込みが生じている。

😟 介入前の姿勢

図1　介入前の車椅子座位姿勢

①前額面　　②水平面

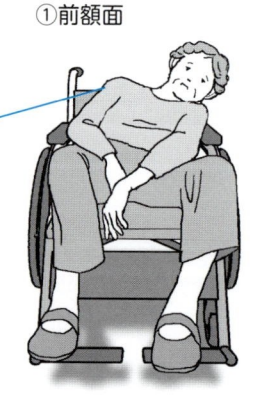
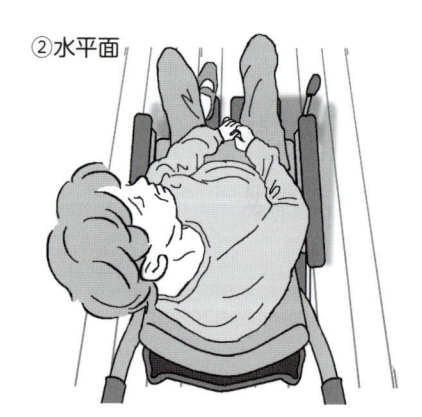

弛緩性麻痺により体幹・頭頸部の緊張性を失っている。車椅子上でも正中位を保持することが困難な状態になっている

図2 舌骨下筋（青文字）に加わるストレッチ

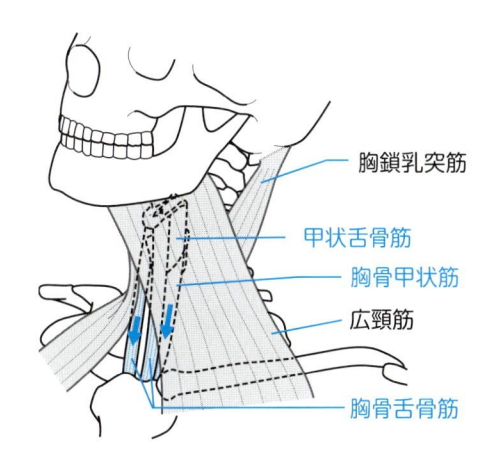

胸鎖乳突筋
甲状舌骨筋
胸骨甲状筋
広頸筋
胸骨舌骨筋

■姿勢の問題点 （図1）

・麻痺側の上下肢，体幹の支持性は低く端座位での保持は困難である。

・車椅子を使用することで何とか座位は保持されている。

・常に麻痺側方向に姿勢が崩れ，正中位を保持することが困難である。

・上肢は弛緩性麻痺であり，肩甲帯も合わせて下方へ重みを加えることでさらに体幹が傾斜し，連動して頭頸部も支持性を失い麻痺側方向へ傾斜する。

・前庭迷路機能が制限されているため，頭頸部も常に麻痺側方向に傾斜し立ち直れない。

・重力に負けて骨盤帯が前ずり（後傾位）しており，体幹の不良姿勢に直結する。

・体幹や頭頸部が傾斜していることにより，嚥下筋の活動が制約される。

・舌骨下筋はストレッチが加わっている状態（図2）になることから，嚥下時に生じるべき喉頭挙上に抵抗が加わり，嚥下反射の出現を惹起させる。

😊介入後の姿勢

図3 介入後の車椅子座位姿勢

①前額面　　②水平面　　③矢状面

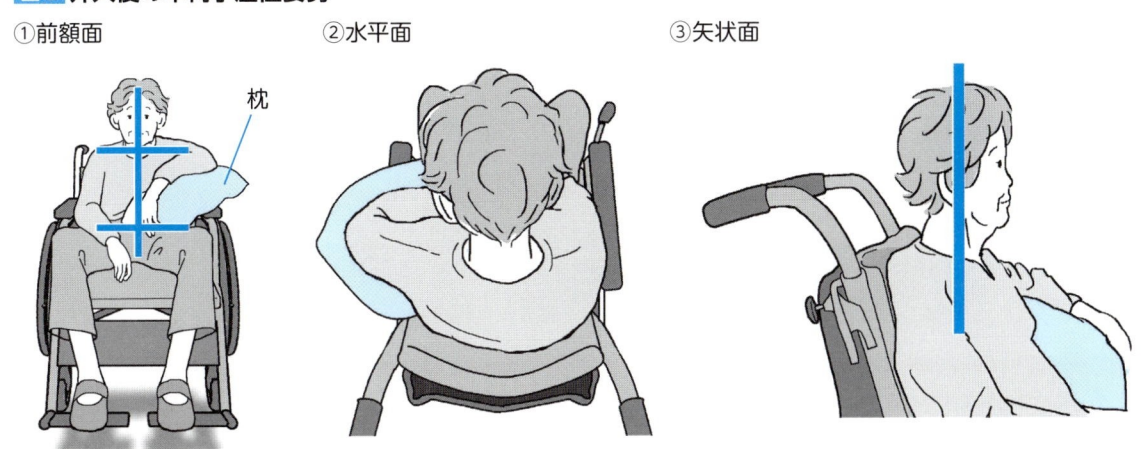

枕

■姿勢の改善点 （図3）

・麻痺側に傾斜していた体幹が正中位に保持されており安定性が得られた。

・前額面，水平面では両側肩甲帯や骨盤帯が平行を維持できるようになった。

・骨盤帯の支持性が得られ体幹を抗重力位に置く準備ができるようになった。

・弛緩した上肢の重みを枕で受けられており，重力の影響で下方に引き付ける動作が見られていたが制動された。

・頭頸部の位置が正中位に近くなり，食事に向かう準備ができるようになった。

・骨盤帯の前ずりが減少し，両側坐骨で支持ができるようになった。

・頭頸部が対称姿勢を確保できたことにより，舌骨下筋に加わる下方へのストレッチが減少し喉頭挙上が抑制されることがなくなった。

・嚥下反射の抑制が減弱し反射の惹起が正常化した。

📖 ポジショニングの方法 （図4）

①バスタオルを麻痺側のみ坐骨から大腿後面に合わせて長軸方向に敷く。

（バスタオルのたたみ方はチェックポイント❶参照）

②車椅子の座面の上にバスタオルを敷くと摩擦が少なく滑ってしまうため，滑り止めマットを座面全体に敷いてから①を実施する。

③麻痺側のアームサポートと大腿上面に枕を固定し，弛緩している麻痺側上肢を愛護的に置く。

図4 ポジショニングの具体例

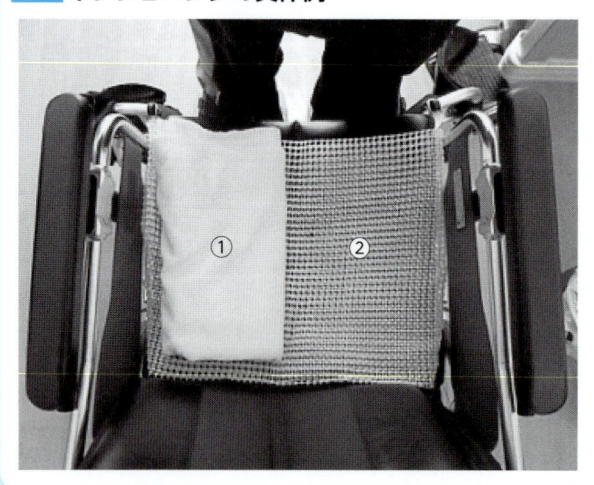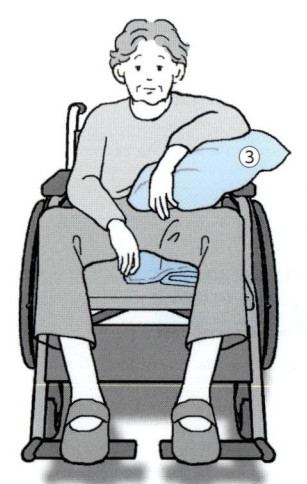

■チェックポイント❶ バスタオルのたたみ方

・図5の①から⑦の順にバスタオルを形成する。

・設置する⑦においては外側と内側に多少の傾斜をつけて設置することがポイントである。

図5 バスタオルのたたみ方

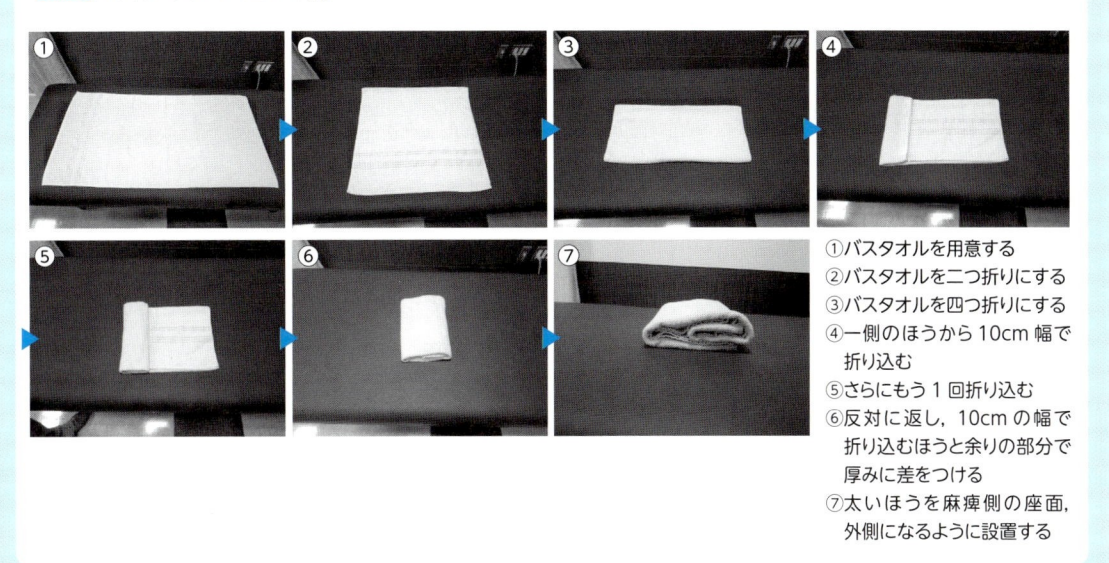

①バスタオルを用意する
②バスタオルを二つ折りにする
③バスタオルを四つ折りにする
④一側のほうから10cm幅で折り込む
⑤さらにもう1回折り込む
⑥反対に返し，10cmの幅で折り込むほうと余りの部分で厚みに差をつける
⑦太いほうを麻痺側の座面，外側になるように設置する

チェックポイント❷ バスタオルの厚み

・麻痺側の座面に敷くバスタオルの厚みは患者の体型に合わせて調整されなければならない。
・薄すぎると支持が得られず麻痺側に傾斜し，厚すぎると非麻痺側方向に体幹が押し返されてしまう。

チェックポイント❸ 枕の調整

図4の③の設置について，弛緩性麻痺の肩関節は亜脱臼を起こしていることが多い。枕の高さが高かったり低すぎたりすると，肩の疼痛を引き起こしやすいので注意が必要である。枕を設置した際に，体幹や頭頸部が正中位になっていることを確認しながら設置の位置や高さを調整しなければならない。

ポジショニングの解釈

■座面に使用するバスタオル

弛緩性麻痺の患者は随意性が低く，麻痺側は全体的に筋緊張を失っていることが多い。上下肢ともに同様の所見が認められることから，座位姿勢における問題点として大殿筋の筋緊張が低いということが考えられる。一方で，非麻痺側の大殿筋は随意性が高く筋緊張は正常である。弛緩した大殿筋は張りを失っていることから，座位を保持するうえで座面にかかる体幹や骨盤帯の重みを支持することが困難となる。実際上の座面は傾斜（大殿筋の厚みがある非麻痺側は高く，弛緩した麻痺側は低く位置する）した状態であることから，非対称性が増強してそのまま傾いた状態の姿勢保持になってしまっている（図6①）。大殿筋の厚みの分をバスタオルで補充し，坐骨結節と大腿後面を座面から支持することで，弛緩性麻痺によって生じた座面の傾斜を解消することができる。この対応により，座位姿勢を左右対称的にとらえる受け皿として準備ができる（図6②）。設置後には，座位姿勢を保持している骨盤帯の位置関係を確認しなけれ

ばならない。骨盤帯の位置関係は体幹機能に直結することから，前ずりや傾斜が起きていないかなどを確認することが重要である。

図6 弛緩性麻痺を呈する患者の座面

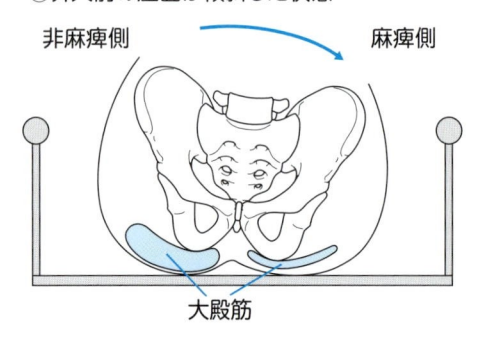

①介入前の座面が傾斜した状態

非麻痺側　麻痺側

大殿筋

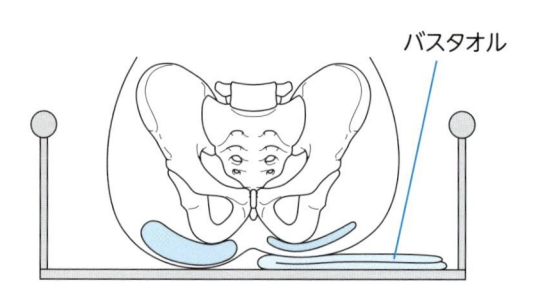

②介入により座面の傾斜が解消した状態

バスタオル

■麻痺側上肢を支持する枕

　麻痺側上肢，肩甲帯の筋緊張低下は肩関節に対する亜脱臼を引き起こすリスクだけが問題ではない。一側上肢の体重に対する質量比は，男性が5%，女性は4.5%程度[1]であり，下方に加わる部分質量としては大きな影響を及ぼす。弛緩性麻痺であり，筋緊張が低く上方から吊り上げが機能していないことから，上肢の質量はすべて床面に対して垂直に引き下げる作用となる。この作用は上肢と連結している肩甲帯，体幹にも影響を及ぼし，不安定な座面の傾斜も重なって，体幹ごと麻痺側方向へ引き下げる作用となっている。体幹や頭頸部を対称的姿勢に保持することは摂食・嚥下活動を実施するうえでは重要な指標であり，可能な限り垂直位に保持していくためのポジショニングを検討しなければならない。枕をアームサポートと大腿上面に設置し，その上に麻痺側上肢を設置することで，少なくとも下方へ引き下げられる質量については相殺することが可能である。このポジショニングは上肢を枕で受けて亜脱臼を保護するというものではなく，体幹や頭頸部を麻痺側上肢が下方に引き込むのを抑制しているという作用である。したがって，設置する枕の大きさや高さは個別に調整される必要があり，設置後には必ず前額面，矢状面，水平面上での対称性の確認が必要である。

不良姿勢と嚥下障害の解釈

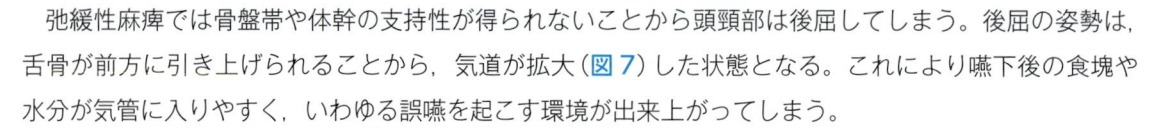

　弛緩性麻痺では骨盤帯や体幹の支持性が得られないことから頭頸部は後屈してしまう。後屈の姿勢は，舌骨が前方に引き上げられることから，気道が拡大（図7）した状態となる。これにより嚥下後の食塊や水分が気管に入りやすく，いわゆる誤嚥を起こす環境が出来上がってしまう。

　また，この姿勢は，舌骨を介した舌骨下筋と舌骨上筋に対してストレッチが加わっていることから，下顎を下方へ引き込んでしまう。したがって，常に開口を促した姿勢となる。開口の状態は口唇を閉鎖する機能が抑制され，嚥下の際に発揮される口腔内に陽圧をかける口輪筋の作用が抑制されてしまう。口輪筋は固有の筋束をもたない口唇閉鎖筋であるが，表情筋としての作用も多く，頬筋や上唇挙筋，口角挙筋などの口腔機能に密接に関与している[2]ため，開口の状態により口腔内での食塊形成や口腔内保持などが制限を受ける。食塊形成には咀嚼機能が大変重要であるが，後屈姿勢による舌骨下筋と舌骨上筋のストレッチは，咬筋や側頭筋によって発揮される閉口にも抵抗を与える。咀嚼力が抑制され，食物をすり潰す工程が不完全になることで，咽頭に送り込む際にも食塊の形成が困難となる。咀嚼だけを考えても開口を余儀

なくされることは危険であるが，嚥下機能には咬筋と舌骨上筋，舌骨下筋の協調的な活動（図8）が要求される[3]。正常嚥下では，咀嚼後に連動した嚥下を実施するために舌骨を挙上させる必要がある。この作用は舌骨上筋の収縮によりなされ，舌骨を前上方へ引き上げる動作として発揮される。前上方に引き上げられた舌骨は，その位置で固定され，連動して喉頭を挙上させるために活動する舌骨舌筋の支点になっている。この連動性は顎関節の固定により保たれ，固定の役割は咬筋の活動が担っている。したがって，弛緩性麻痺などによる不良姿勢の結果，頭頸部が後屈してしまう患者などは構造的に誤嚥を引き起こす可能性が非常に高い。

図7 後屈と気道の拡大

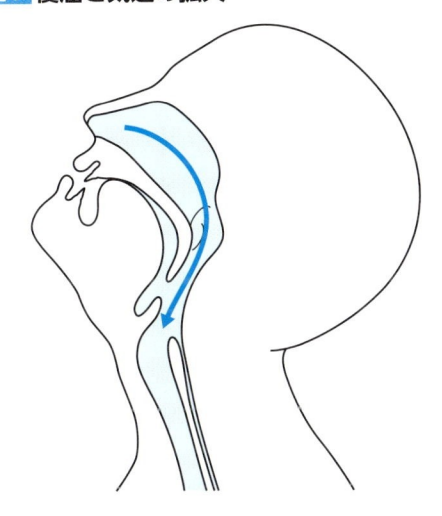

図8 咬筋と舌骨上筋，舌骨下筋（青字）の協調作用
異常な姿勢と舌運動の関係

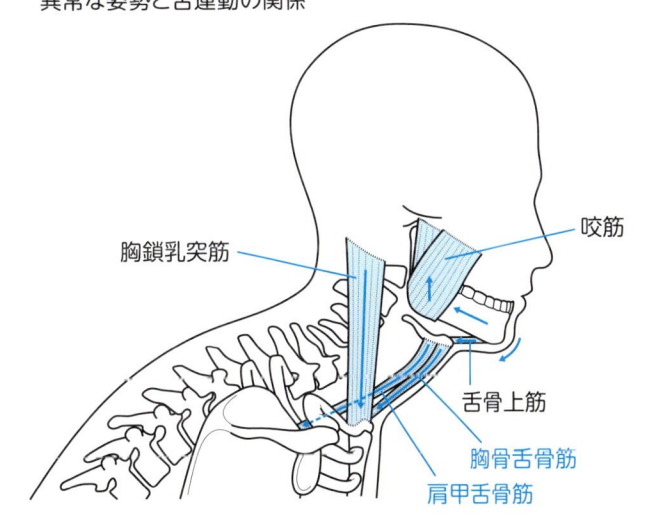

胸鎖乳突筋
咬筋
舌骨上筋
胸骨舌骨筋
肩甲舌骨筋

ポジショニングの効果

　骨盤と肩甲帯の位置関係が正中位，なおかつ対称的に修正されたことで，頭頸部が自然に垂直位を保持できるようになっている。開口を余儀なくされた結果，機能障害が出現している嚥下筋が不良姿勢の影響を受けなくなることで，実際の嚥下への関与が増加する（図9）。体幹の支持が外発的に得られていることから，腹壁の活動性が改善し，食塊が喉頭侵入した際に防御的に発揮される咳嗽力に直結する。したがって，誤嚥性肺炎の予防にもつなげることができる。

図9 食事摂取練習

・ポジショニングにより，頭頸部・体幹の位置関係が適切に修正される。
・不安定な姿勢で練習するよりも，安全な姿勢で実施する必要がある。

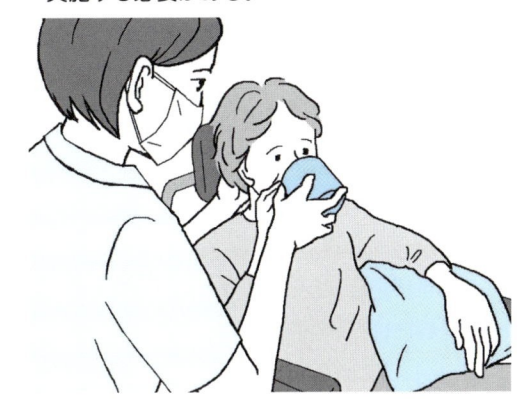

引用文献
1) 中村隆一，ほか：基礎運動学 第6版. 医歯薬出版，334-335，2009.
2) 金子芳洋，千野直一 監：摂食・嚥下リハビリテーション. 医歯薬出版，37-39，1998.
3) 内田　学，ほか：嚥下筋の協調性に着目した機能評価－誤嚥を呈する患者の相対的喉頭位置と嚥下筋の筋電図学的解析－. 臨床福祉ジャーナル，13: 62-66, 2016.

弛緩性麻痺患者にみられる嚥下障害　自己摂取者に対するポジショニング

嚥下後に胸やけが起こる（下部食道括約筋の弛緩，胃食道逆流）

内田　学

ポジショニング介入例

1）症例情報： 70歳代，女性

　　診断名： 脳出血（右視床出血）左片麻痺　発症後437日経過

2）身体所見

　Brunnstrom stage： 上肢－Ⅰ，手指－Ⅰ，下肢－Ⅱ

　感覚検査： 触覚・痛覚－中等度鈍麻，位置覚－重度鈍麻

　深部腱反射： 上肢－消失，下肢（膝蓋腱，アキレス腱）－軽度亢進

　脳神経検査： 異常所見なし

　ROM： 左肩関節，股関節，足関節に制限あり

　バランス反応： 正中位保持が困難であり麻痺側方向に傾斜する（図1）。非対称性（＋）

　　　　　　　　　立ち直り反応は麻痺側方向への傾斜は出現するも，健側方向に対しては消失。

　基本動作能力： 寝返り動作は軽介助にて実施可能。健側上肢を力源とし，柵を引っ張り込むことで動作が可能である。

　　　　　　　　　ベッドでの座位保持は困難であることから，日中は車椅子に乗車する。麻痺側方向へ傾斜していくことを抑制できず，常に上肢を使用して健側方向へ引き込むような特徴がみられる。

3）摂食機能

　ミキサー食を摂取している。自力摂取は可能であるが常に傾いた姿勢で食事を摂っている。ほぼ毎日のように胸やけのような症状を訴え食欲が減退している。重心が麻痺側方向へ移動するのを立ち直り反応や健側上肢で引っ張り込む動作などで代償している。この際の脊柱は左凸の側彎を呈している（図2）。

摂食・嚥下機能の問題点

・弛緩性麻痺を呈した左片麻痺症状がある。体幹の支持性が低くバランス能力に欠けるため正中位保持が困難である。

・車椅子座位姿勢においても麻痺側方向へ傾斜するが，努力的に立ち直り反応を発揮しながら健側上肢を使用した自己摂取による摂食動作を遂行している。

・脊柱は健側方向への立ち直りのみ出現しているため，左凸の側彎を呈している。

・傾斜した姿勢で自己摂取により食事を摂るが，ある程度食事が進むと「胸やけが起きる」と訴えて食事が中止になってしまう。

😞 介入前の姿勢

図1 麻痺側への傾斜が目立つ車椅子座位姿勢

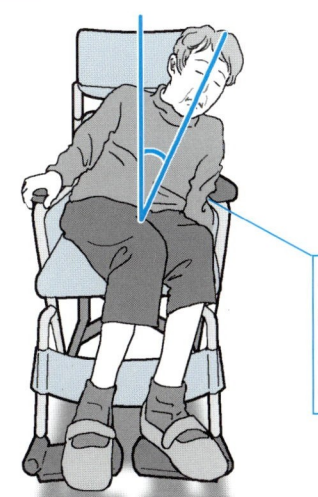

> 正中位での姿勢保持が困難であり，左側に傾斜した座位姿勢が目立つ

図2 左凸の側彎姿勢を呈する

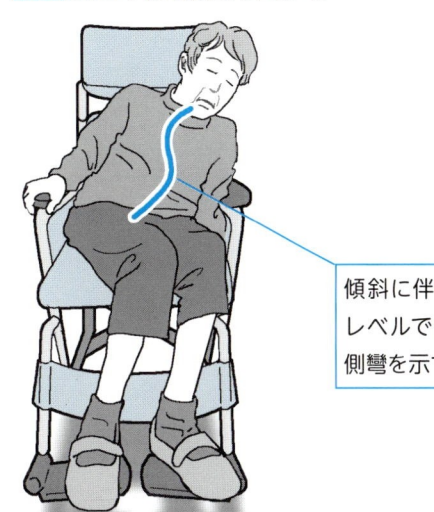

> 傾斜に伴い，脊柱レベルでは左凸の側彎を示す

■姿勢の問題点

・低緊張を背景にした体幹の支持性低下が，麻痺側方向へ傾斜する姿勢異常を構築する。

・麻痺側方向への傾斜に関しては認識が可能であり，立ち直り反応は出現している。しかし，それだけの運動性で正中位を保持することは困難であり，健側上肢を使用して健側方向へ引っ張り込むような作用で代償的に正中位を保持しようとしている。

・健側上肢で引き込む作用は脊柱を側屈させる。

・脊柱の側彎は左凸の形状となっており，運動器にかかわる器官だけではなく腹部臓器にも影響を及ぼす。

・食道と胃底部で作り出される角度は His 角（図3）とよばれている。本来は脊柱が正中位に保持されていることから His 角は鋭角になるような構造になっている。しかし，左凸の側彎になっていることから His 角は鈍角（図4）になり，食道管腔を圧迫する作用が減弱してしまうことで胃酸の逆流が生じてしまう。

図3 His 角の構造

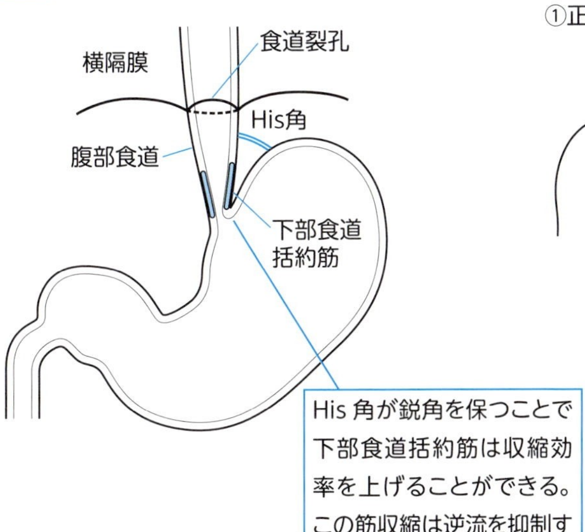

横隔膜
食道裂孔
His角
腹部食道
下部食道括約筋

> His 角が鋭角を保つことで下部食道括約筋は収縮効率を上げることができる。この筋収縮は逆流を抑制する逆止弁の作用がある

図4 左凸の側彎と His 角の開大

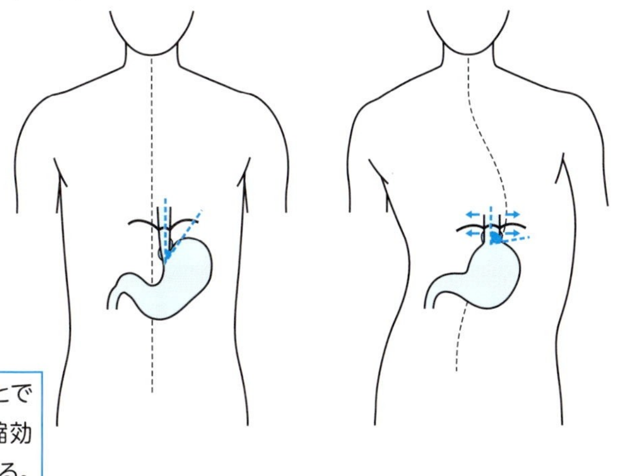

①正中位　　　②左凸の側彎：食道が拡大

図5 上部消化管へ逆流を起こす逆流性食道炎

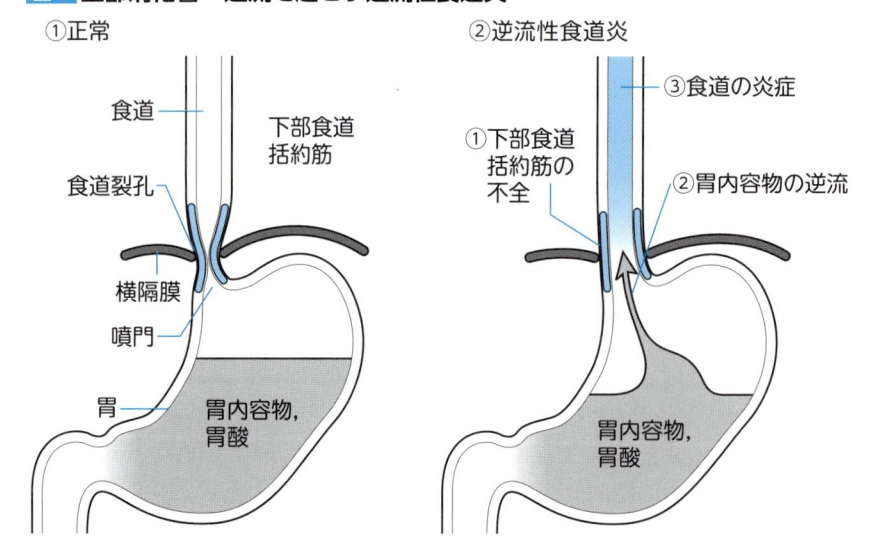

①正常

食道
下部食道括約筋
食道裂孔
横隔膜
噴門
胃
胃内容物，胃酸

②逆流性食道炎

③食道の炎症
①下部食道括約筋の不全
②胃内容物の逆流
胃内容物，胃酸

- 胃酸は酸性度の高い胃からの分泌物で，上部消化管への逆流（図5）が生じることで食道壁を刺激し，胸やけとしての主観的症状を引き起こす。
- 胃酸は強酸性の刺激であり，胸やけなどの症状が出てしまう場合は食欲を抑制してしまい食事摂取量を著しく減少させる。結果的に，低栄養状態に陥る危険性が高くなってしまう。

😊介入後の姿勢

■姿勢の改善点

- 姿勢は左凸の側彎を認めていたが，正中位に近い状態にまで改善し安定的な座位姿勢の保持が可能になった（図6）。
- 傾斜していた骨盤帯が正中位になった。
- 骨盤帯，下部体幹，上部体幹，頭頸部が適切な位置関係に修正でき，自己摂取の際にも麻痺側方向に対

図6 左凸を改善させた座位姿勢

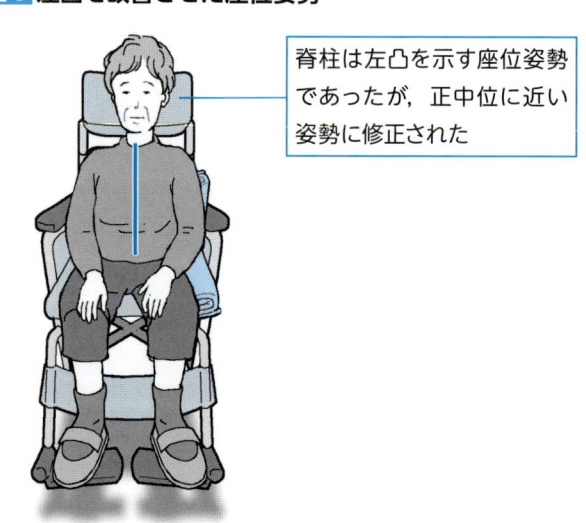

脊柱は左凸を示す座位姿勢であったが，正中位に近い姿勢に修正された

する傾斜がみられなくなってきた (図7)。

・姿勢の改善とともに胃の His 角も鋭角に戻っていることが想像され，緊張性を失っていた下部食道括約筋の弛緩も回復することで胸やけの程度，頻度が著しく減少した。

・自己摂取場面においても姿勢の崩れは認められず，食事の摂取量も改善傾向を示すようになった。

📖 ポジショニングの方法

①麻痺側方向へ傾斜していた骨盤帯に対して，座面にタオル用いてアライメントを修正するための支点を用意した (図7)。

②同時に低緊張の麻痺側腰背部に対しても腰背部サポートとしてタオルを用いた支持性の援助を行っている。

③麻痺側の座面，腰背部にサポートを設置する (図8) ことで全体的に健側方向へ重心が傾斜しがちになることから，健側肩甲帯に対してもサポートを用意し (図9)，麻痺側骨盤帯，腰背部から加わる健側方向への圧力を受け止め，体幹が対称姿勢になれるような支点の役割を担う。

図7 座面に対する骨盤帯のサポート

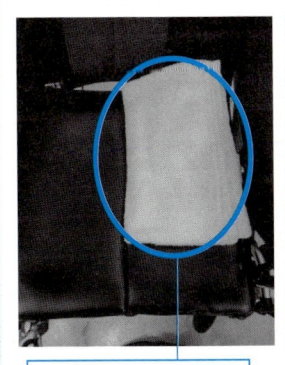 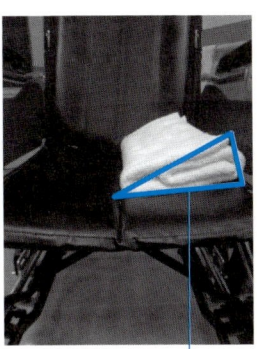

麻痺側方向への傾斜をサポートするため，設置は麻痺側のみ

タオルのサポートはウェッジ状になるように形状を整える

図8 麻痺側腰背部の低緊張を保つサポート

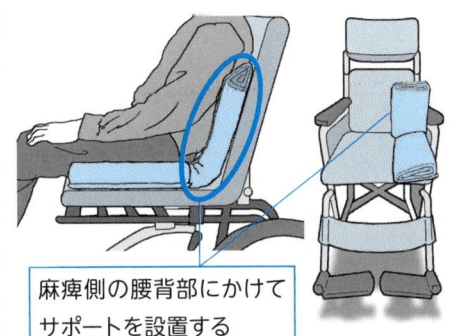

麻痺側の腰背部にかけてサポートを設置する

▌チェックポイント❶ タオルの厚みと位置の調整

・骨盤帯と腰背部のサポートは，ウェッジ状のタオルの厚みに影響を受ける。

・厚すぎると反対側は押し返す力となり，薄すぎると支持性が得られない。

・骨盤帯と肩甲帯が平行になる位置に調整することがポイントである。

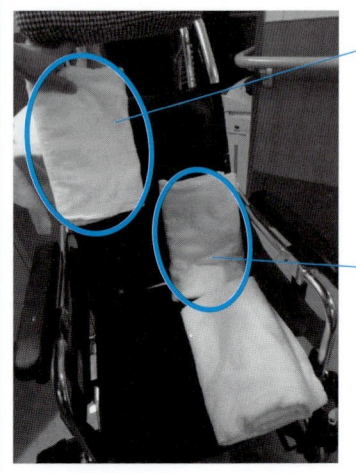

図9 健側肩甲帯に対するサポート

健側の肩甲帯に対してもサポートを設置する（麻痺側座面からの圧力を受ける）

麻痺側の腰背部は低緊張であることで支持性を失っている。
腰部サポートの設置により姿勢の崩れを防止する

左凸側彎であるため麻痺側の座面から骨盤を挙上し，肩甲帯サポートがあることで右凸をイメージすることが大切である。

タオル

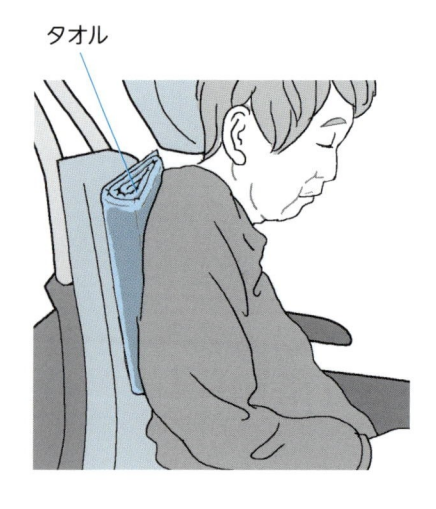

ポジショニングの解釈

　弛緩性麻痺であることに加えてバランス保持能力障害も出現していることから，体幹を正中位に保持することが困難となっている。姿勢は，常に麻痺側方向への傾斜を健側上肢の代償により引き戻していることから，脊柱レベルでは左凸の側彎を呈している。自己摂取を行っているが，食後に胸やけを訴えることが多く食欲も低下していた。

　食道と胃の位置関係は，His 角が常に鋭角になっていることで下部食道括約筋が収縮する構造特性があり，この構造により胃酸の逆流を抑制する逆止弁としての機能をなしている。本症例は，左凸の側彎を呈することで His 角が鈍角となり，逆止弁としての作用が減弱していることで逆流性食道炎を引き起こしていたものと考えられる。ポジショニングのポイントとしては左凸に側彎を呈している脊柱を修正することが重要である。

　弛緩性麻痺であることで体幹の支持性が得られないことから，骨盤帯，脊柱を連動させた状況で姿勢を修正する。麻痺側骨盤帯・腰背部へのサポートにより体幹を健側方向へ傾斜させ，健側肩甲帯のサポートを支点にして頭部を麻痺側へ立ち直らせることで脊柱レベルは右凸の側彎が形成される（図 10）。この姿勢により His 角はさらに鋭角になり，下部食道括約筋の逆止弁としての作用が増強され，胃酸の逆流も抑制され胸やけが軽減する。口腔内の pH をチェック（図 11）することで胃酸の逆流を判別することも可能である。口腔内や食道下部の pH は 7.0 前後であり，胃酸の逆流などが認められる場合は pH4.0 未満に減少する。口腔内の pH と姿勢との関連性を精査し，適宜脊柱レベルのアライメントを修正することで症状を寛解させることが可能である。

図10 アライメントの修正とHis角

① ポジショニング前　　　　　　　　　　② ポジショニング後

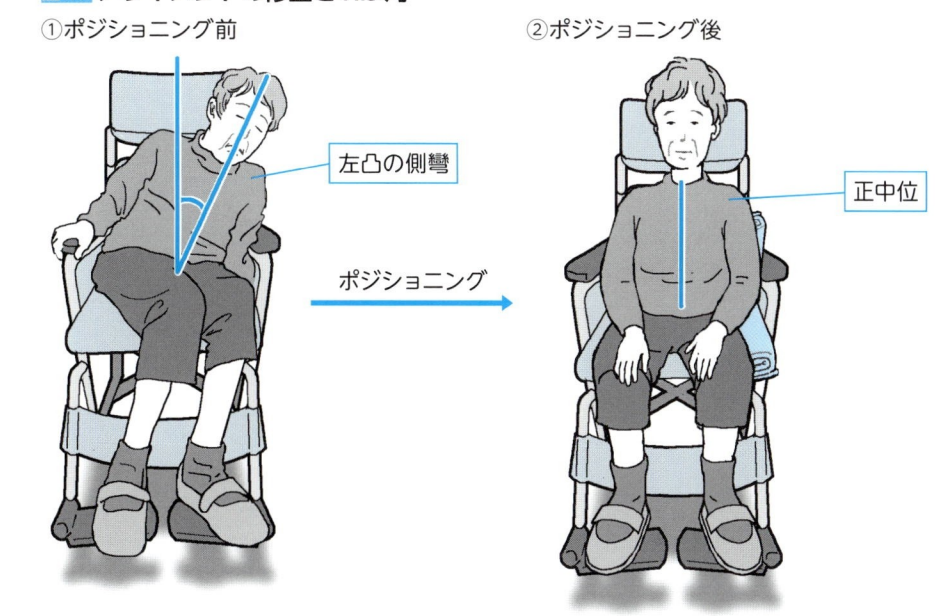

左凸の側彎

ポジショニング

正中位

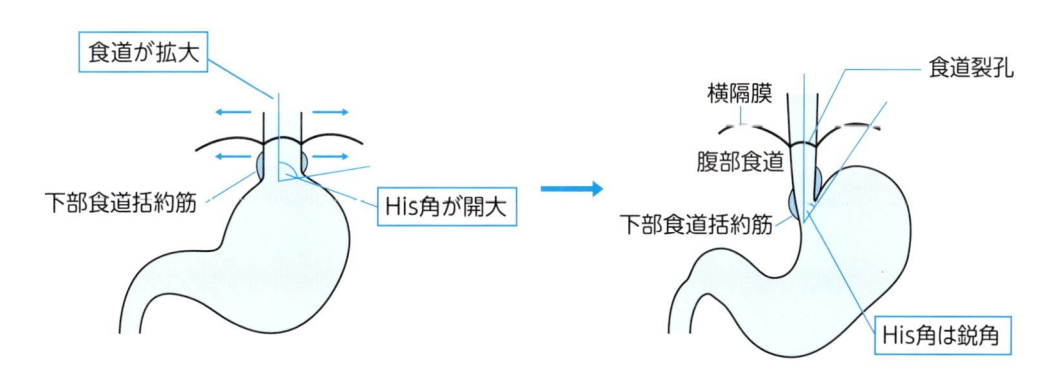

食道が拡大

下部食道括約筋

His角が開大

横隔膜

腹部食道

食道裂孔

下部食道括約筋

His角は鋭角

図11 pHチェックの手法（口腔内pH）

口腔内や食道下部のpHは通常7.0前後である。pHが4.0未満に低下している場合，胃酸の食道内逆流が考えられる。

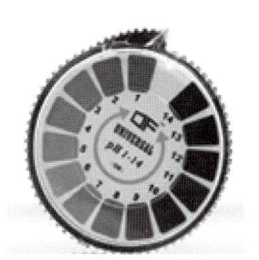

痙性麻痺患者にみられる嚥下障害　全介助者に対するポジショニング

1回の嚥下で飲みきれない（痙性麻痺による姿勢異常）

内田　学

ポジショニング介入例

1) 症例情報：80歳代，男性

　　診断名：脳梗塞（右中大脳動脈領域）左片麻痺　発症後663日経過

2) 身体所見

　　Brunnstrom stage：上肢－Ⅱ，手指－Ⅱ，下肢－Ⅲ

　　感覚検査：触覚・痛覚－重度鈍麻，位置覚－重度鈍麻

　　深部腱反射：上肢（上腕二頭筋，上腕三頭筋，腕橈骨筋）－亢進，下肢（膝蓋腱，アキレス腱）－亢進

　　筋緊張検査：麻痺側の屈曲筋は高度亢進を示し，関節運動は可動性を失っている。

　　脳神経検査：異常所見なし

　　ROM：左肩関節，肘関節，手関節，前腕，股関節，膝関節，足関節に制限あり。

　　バランス反応：平衡機能として神経学的な情報処理はできているものの正中位保持が困難であり，常に健側方向に傾斜した状態で過ごしている（図1）。

　　基本動作能力：すべてにおいて介助を要す。座位保持では不安定性が目立ち，常に健側上肢，頭頸部の活動を参加させることで代償を行っていることから，車椅子上での管理となっている。

3) 摂食機能

姿勢を代償するために頭頸部も側屈していることで口腔内に食塊を保持することが困難である。時折，咀嚼時に口角からの流出もみられる。健側方向へ傾斜していることから，喉頭を挙上させるための舌骨の前方移動が制約される。また，傾斜により食道入口部は一側のみの通過となってしまい，咽頭運動が制約されていることに加えて食道通過障害が出現している状態であった。嚥下を行っているものの，1回の嚥下で口腔内に取り込んだ食塊を嚥下できず，むせ込みが出現していた。

摂食・嚥下機能の問題点

・麻痺側上下肢は強い痙性に支配されており，運動性は乏しい状態である。

・姿勢保持も不良であり，正中位保持が困難なことから健側上肢と頸部を代償的に固定させることで安定性を得ようとしている（図2）。

・健側上肢の引き込みにより体幹は健側方向へ傾斜し，頸部も健側方向へ傾斜している。

・健側上肢の安定性を得るための引き込みと頸部の側屈は，食道入口部の通過障害を引き起こし，1回の嚥下量に制限が加わることになる。

😞 介入前の姿勢 ░░░

図1 介入前の座位姿勢

①前額面

> 麻痺側方向への姿勢の崩れを健側の上肢・頭頸部の側屈を使って代償している

②矢状面

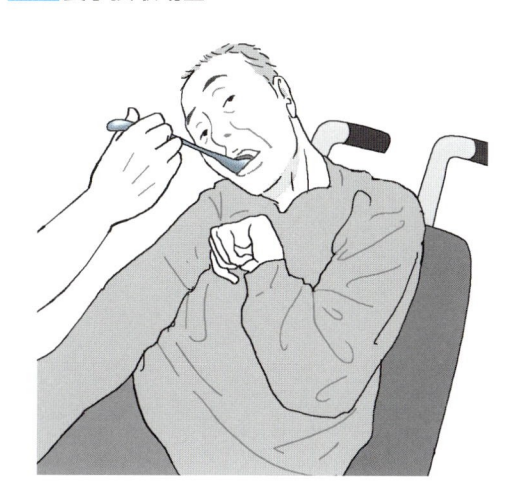

図2 食事摂取場面

■姿勢の問題点

・姿勢の異常を代償するために健側上肢は外部環境を常に握り締め，平衡機能異常を修正しようとする。

・不安定性に対して，上肢だけの固定では不足しており，頸部も健側方向に側屈することで強固な姿勢保持の機能を代償している。

・長期間の異常姿勢保持により，頸部は右側屈位での拘縮をきたしており関節構造としての修正は困難である。

・平衡反応として存在する頸部の立ち直り反応が出現しないことで，口腔〜咽頭〜喉頭も健側方向へ傾斜していることが構造上の問題となる（図3，4）。

・頸部の側屈により，咽頭期から食道期にかけて食塊は重力の影響を受け下側方向のみの通過となり，1回の嚥下量が制限されることに加えて嚥下自体にも苦労を要する。

図3 頸部の位置と食道入口部の関係

①頸部は正中位である，もしくは体幹が傾斜していても頸部に立ち直り反応が出現している。

②頸部は傾斜している。立ち直り反応も出現しないため嚥下を行った食塊は重力の影響で下側の食道入口部のみを通過する。

①正中位（+）
　立ち直り反応（+）

②正中位（−）
　立ち直り反応（−）

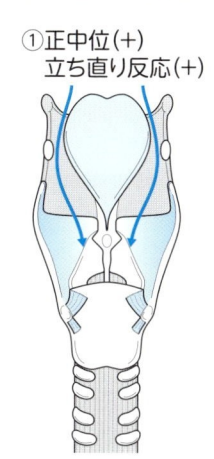
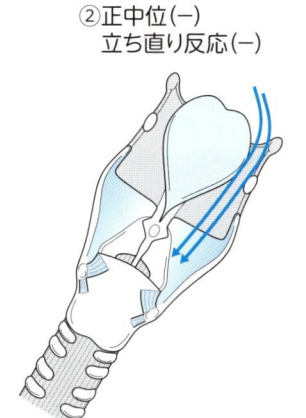

図4 咽頭の立ち直り反応が出現せず，頸部が側屈している異常姿勢

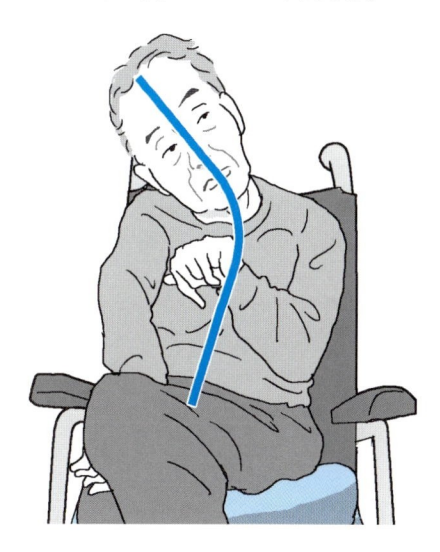

😊 介入後の姿勢

図5 介入後の車椅子座位姿勢

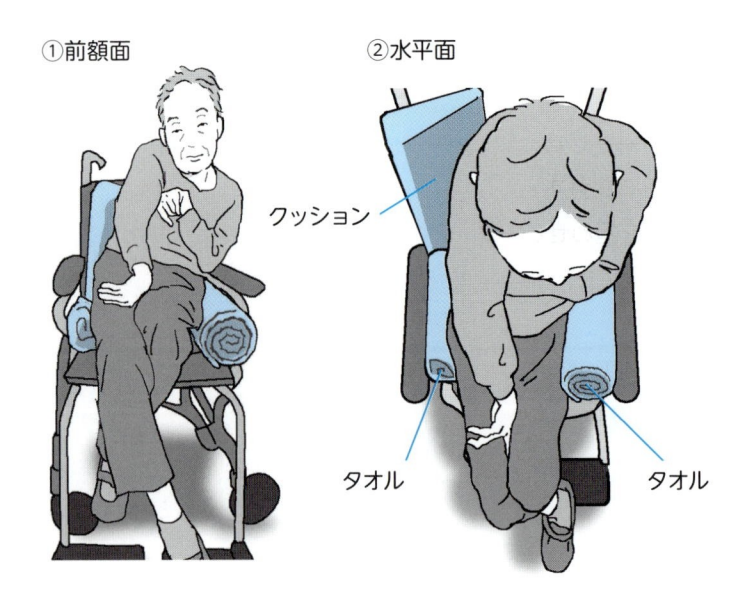

① 前額面　　②水平面

クッション

タオル　　タオル

■姿勢の改善点

・頭頸部が床面に対して垂直位になるように麻痺側方向へ体幹を傾斜させた（図5）。
・骨盤帯，体幹を麻痺側方向に傾斜させることに対する不安があるため，過剰な傾斜は行わず，あくまでも頭頸部が垂直位になる範囲のみの対応とした。
・頭頸部の垂直位保持により，咽頭の立ち直りが正常に発揮されるようになった。
・頭頸部の位置関係は床面に対して垂直位を保てることで顎関節や口唇も歪みが解消され，構造的に対称性を保てている（図6）。
・口腔容積も左右均等になり，口腔内に保持した食塊が安定して咽頭に送り込まれるようになった。

図6 咽頭の立ち直り

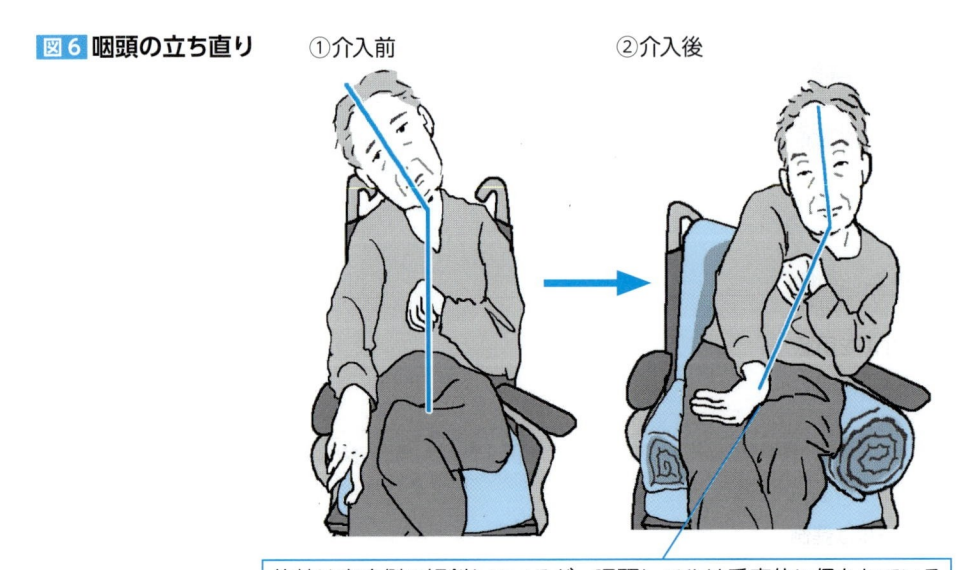

① 介入前　　②介入後

体軸は麻痺側に傾斜しているが，咽頭レベルは垂直位に保たれている

ポジショニングの方法

①バスタオルをロール状に丸め，両側の骨盤帯とサイドガードとの空間を埋める（図7）。

傾斜させた骨盤帯が確実に固定できるように，麻痺側に設置するタオルは大きめにして支点としての作用を担わせる（バスタオルのたたみ方と設置の位置についてはチェックポイント❶参照（図8）。

②車椅子の背面には，体幹を麻痺側方向へ傾斜させるためのクッション（三角形）を設置し体軸を調整する（図9）。

図7 バスタオルの設置位置

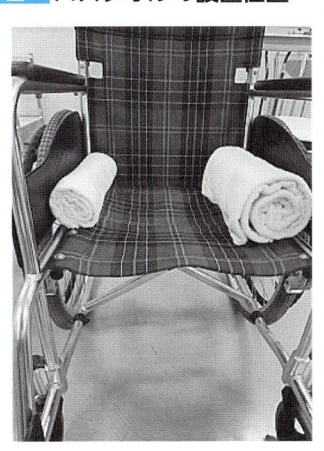

チェックポイント ❶ 車椅子の座幅の決め方

・バスタオルのロールで骨盤を両側から挟むように設置するため，車椅子には，挿入できるだけの座幅が必要である。

・大転子から外側に2.5〜3cm程度の幅（両側で5〜6cm）が適切である。

図8 両側の骨盤帯に設置するバスタオルの作成

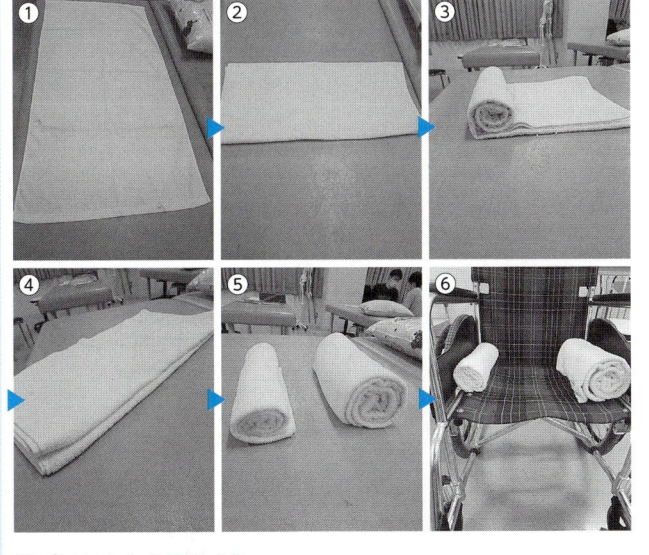

図9 体幹を麻痺側に傾斜させるためのクッション

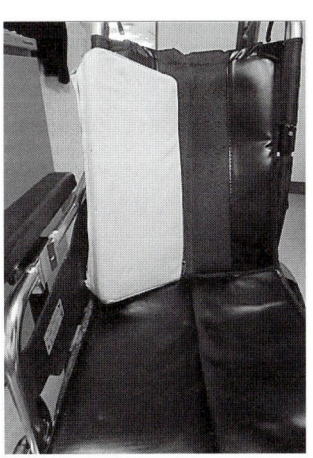

①バスタオルを用意する
②バスタオルを四つ折りにする
③四つ折りにした状態でロール状に形を整える
④①〜③の方法で作成したロールを大きいバスタオルでもう1部用意する
⑤細いロールと太いロールができたところ
⑥細いロールは健側，太いロールを麻痺側に設置する

　麻痺側上下肢には，上位運動ニューロンの障害として強い痙性に支配された痙縮が発生している。常に健側方向に重心を置こうとする代償的な姿勢が異常姿勢を構築している。頭頸部は健側方向へ側屈していることで咽頭レベルにおける立ち直り反応も出現していない状態であった。食道入口部は右側と左側の入口が存在し，2つの入口部が1つになって食道相への移送を行っている（図10）。側屈を強め咽頭レベルに立ち直りが出現しない姿勢では，食塊が重力の影響を受けて下側方向にのみ流れ通過障害が起こることで嚥下自体には無理がかかる状態になっている。正中位に保持することで咽頭レベルは左右対称的な位置関係となり，食道入口部には均等に重力がかかることから，無理のない食道への食塊移送が可能となる。

　食塊移送の際には，咀嚼，嚥下の後に咽頭期の運動が連続して起こるが，側屈を強めた姿勢は舌骨や喉頭の運動を制限させる。舌骨下筋が下方から舌骨を牽引することは嚥下時の舌骨挙上を抑制する因子となっている。舌骨の挙上・前方移動（図11）は喉頭を前上方に引き上げる作用を示し，その作用により食道入口部を開大させるという食道期には欠くことのできない機能である。したがって，側屈を増強した姿勢は下側への食道入口部に食塊が流入するということだけではなく，食道そのものの開大に対しても制限が生じさせられるということを理解しなければならない。

図10 右側と左側に存在する食道入口部

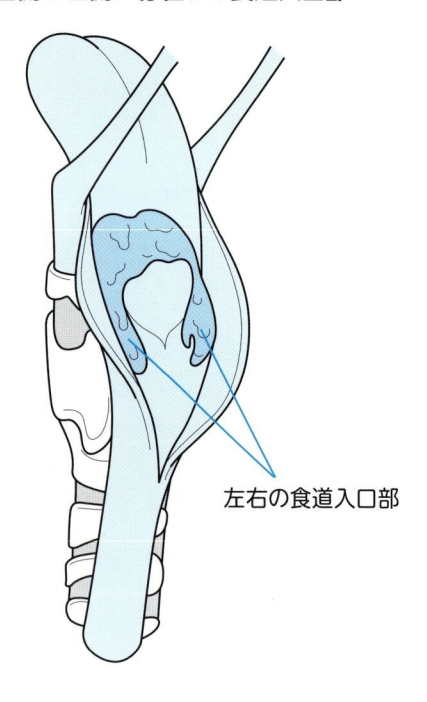

左右の食道入口部

図11 嚥下時の舌骨と甲状軟骨の運動
①舌骨の前方移動
②喉頭の前上方への移動
③甲状軟骨の舌骨方向への移動

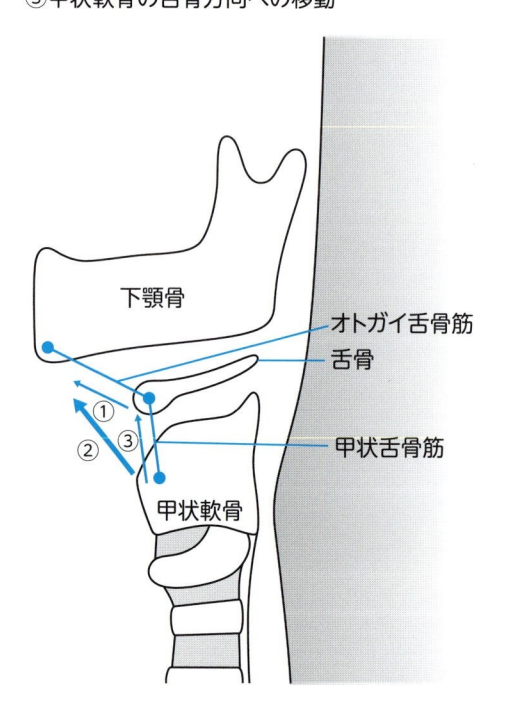

下顎骨

オトガイ舌骨筋

舌骨

甲状舌骨筋

甲状軟骨

> 痙性麻痺患者にみられる嚥下障害　全介助者に対するポジショニング

頭が下がってしまい口が開かない（頸部筋の筋緊張異常）

内田　学

ポジショニング介入例

1) 症例情報：90歳代，女性

診断名：脳出血（左被殻出血）右片麻痺　発症後 1,027日経過

2) 身体所見

Brunnstrom stage：上肢－Ⅱ，手指－Ⅱ，下肢－Ⅱ

感覚検査：触覚・痛覚－重度鈍麻，位置覚－重度鈍麻

深部腱反射：上肢（大胸筋，上腕二頭筋，上腕三頭筋，腕橈骨筋）－亢進，下肢（膝蓋腱，アキレス腱）－高度亢進

筋緊張検査：Ashworth 尺度改訂版　（上肢）4・（下肢）4

脳神経検査：異常所見なし

高次脳機能障害：運動性失語あり，声掛けなどの指示理解は良好。

ROM：麻痺側上下肢は全般的に可動域制限あり。特に，上肢は屈曲共同運動パターンが連合反応として出現しており肘関節屈曲位で制限あり。臥床時間が延長していたことにより健側の下肢も膝関節，足関節に可動域制限あり。

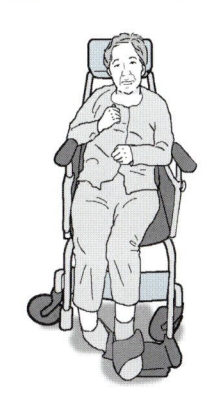

図1 車椅子での座位姿勢

バランス反応：座位バランスは不良であり，正中位での姿勢保持は困難。日常的に車椅子で生活している。標準型車椅子では前方への転落が心配され，ティルト式車椅子を使用している（図1）。麻痺側下肢の痙性は強く，フットサポートに設置することが困難で移動時などに巻き込む危険性があったことから，取りはずした状態で車椅子座位をとっていた。

基本動作能力：寝返りや起き上がりなどの起居動作，座位保持，起立，移乗，立位保持などはすべて全介助レベルであった。移乗などは転倒の危険性が高いことから職員は2人介助にて実施していた。介助される行為に対しては恐怖心が強く全身の伸筋に強い緊張が出現し，健側上下肢が動作に参加することは困難であった。

3) 摂食機能

食事形態は，主食，副菜，汁物などすべてがソフト食で提供されている。職員の介助にて摂食を行うが，頸部の緊張が非常に強くスプーンを近づけても開口が弱く（図2），取り込みは円滑性に欠けていた。口腔内に取り込んだ後も咀嚼が少なく，口腔内での溜め込みが目立つことで嚥下までの時間が延長していた。食事全体にも1時間以上かかってしまい，時間の問題で10割摂取は困難であった。最近では体重減少が目立ち，直近の3カ月間で23%の体重減少を認めた。咀嚼と嚥下のリズムが伴わず，口腔内に溜め込んだ食事を丸呑みするためむせ込みの機会が非常に多い。頸部の緊張が高いことを問題視しティルト式の車椅子を用いている（図3）。

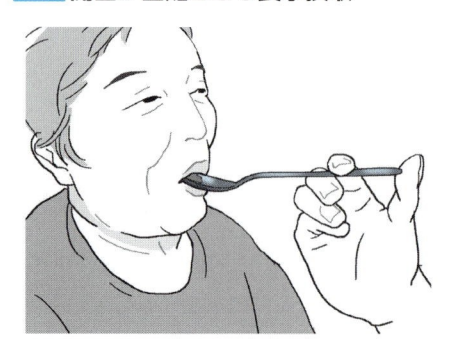
図2 開口が困難となる食事摂取

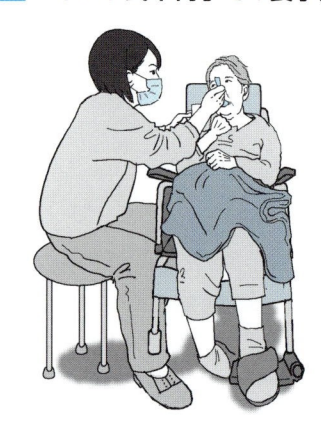
図3 ティルト式車椅子での食事介助

❗ 摂食・嚥下機能の問題点

- 麻痺側上下肢には強い痙性を伴っており，随意的な運動が困難な右片麻痺である。
- 頸部の緊張は非常に強く，常に噛み締めているような状態が目立ち開口が困難である（図4）。
- 口腔内に取り込んだ後も咀嚼が弱く，舌運動との連動性が阻害され食塊形成が不十分となっていることから溜め込みが認められる。
- 咬合で噛み砕いた食塊の形成が困難であることで，嚥下では丸呑みのような状態になってしまう。

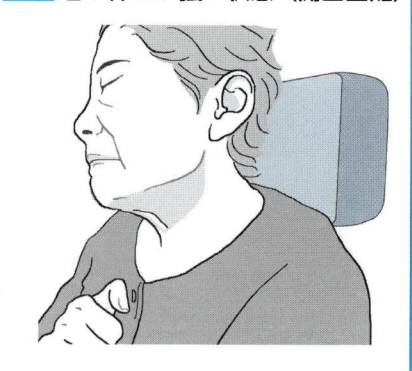
図4 噛み締めが強い状態（開口困難）

😣 介入前の姿勢

図5 異常な車椅子座位姿勢

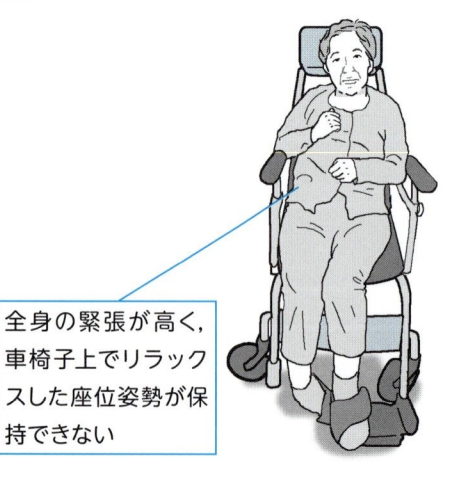

全身の緊張が高く，車椅子上でリラックスした座位姿勢が保持できない

図6 健側の肩甲帯が過剰に内転した異常姿勢

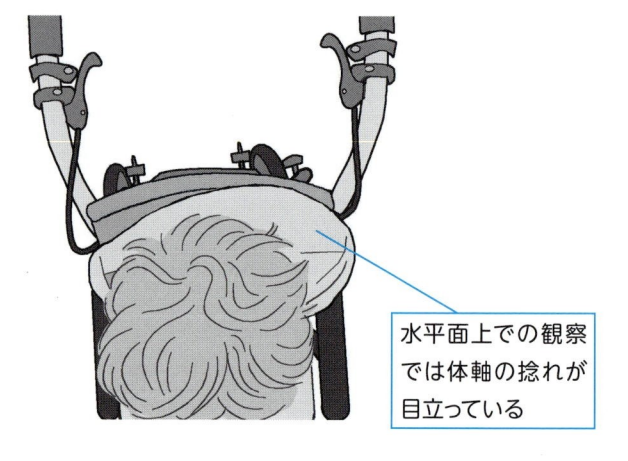

水平面上での観察では体軸の捻れが目立っている

■姿勢の問題点

・麻痺側は強い痙性に支配されており随意的な運動性は得られていない。神経学的なバランス異常も加わり常に健側上下肢には内部収縮による代償的な固定が目立っている（図5）。

・感覚の問題もあり，車椅子にて座位を保持するにも不安定感が目立ち，健側の肩甲帯を内転し（図6），体幹を伸展させる力を利用したバックサポートへの強い押し付けにより姿勢の安定性を得ようとしている（図7）。

・健側の体幹を後方に引く力は体軸を回旋させるため，左右の姿勢は非対称性を強めるものになっている。

・バックサポートを押す力は骨盤帯を前方に滑らせる力へと伝わり，座面を支点にする作用が発生する（図8,9）。座面を押す作用は骨盤を後傾位へと誘導し，肩甲帯を内転方向へ引く力と重なり体幹の伸展反応による姿勢の代償が増強されている。この外部環境に押し付ける力を用いて感覚的な安定感を得ようとしている。

・車椅子上で体幹の伸展反応が強まる結果，頸部を過剰に前屈することで食事を摂ることとなり，特に頸部の屈筋には強い緊張が認められている。

・姿勢調節が困難であり，バランスを保持するために頸部を屈曲位で固定するという代償性が働いているため，開口するような運動性が損なわれている。

図7 麻痺側の肩甲帯に生じる連合反応

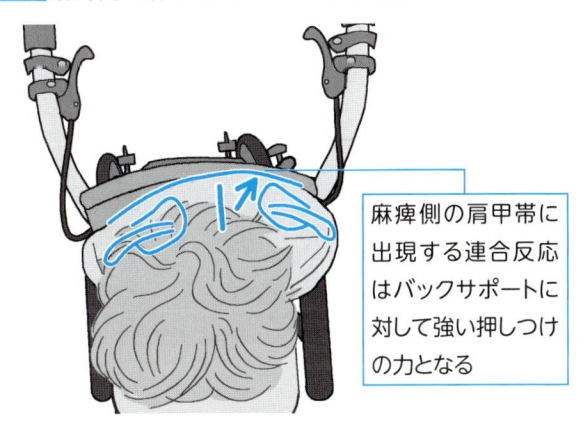

麻痺側の肩甲帯に出現する連合反応はバックサポートに対して強い押しつけの力となる

図8 骨盤が前方に滑っていく異常姿勢

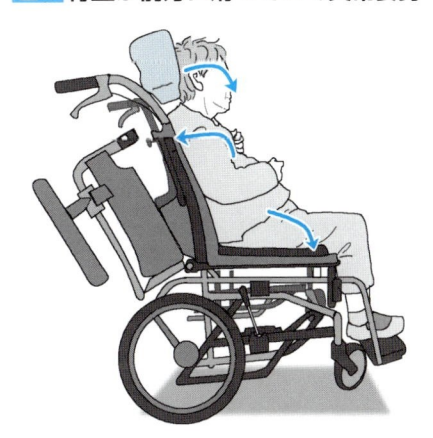

図9 骨盤の後傾による姿勢全体の崩れ

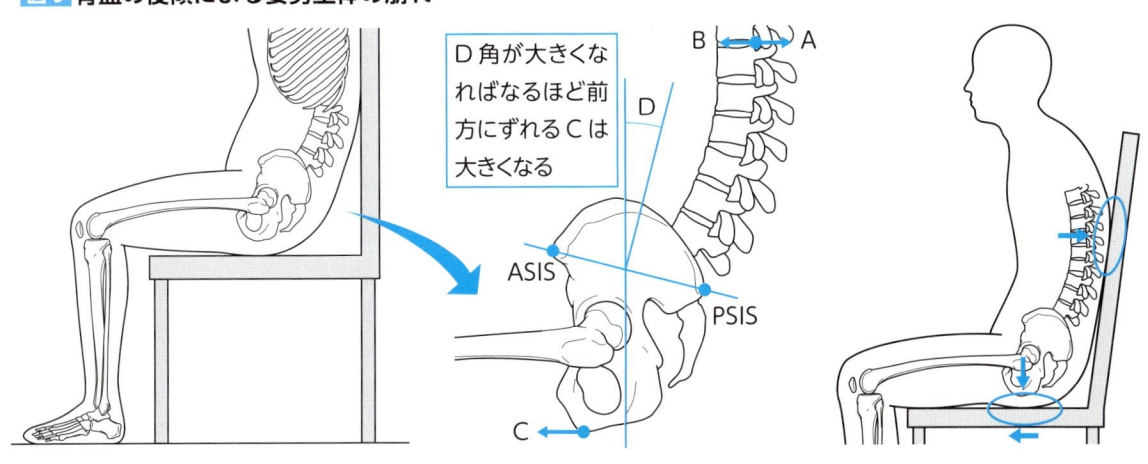

D角が大きくなればなるほど前方にずれるCは大きくなる

ASIS：上前腸骨棘
PSIS：上後腸骨棘

A：バックレストを押し付ける力
B：Aに対する反作用
C：ずれ力
ASISとPSISを結ぶ線に対する垂線と床からの垂直線が成す角：D角

😊 介入後の姿勢

図10 介入前後の車椅子座位姿勢の変化（水平面）

水平面

①介入前　②介入後

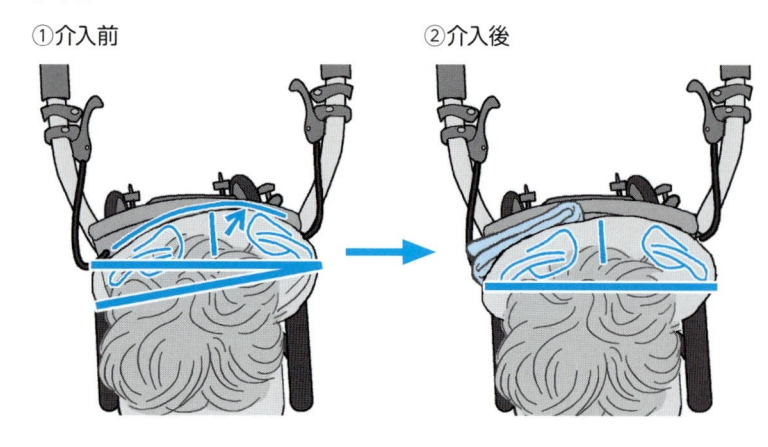

矢状面
③介入前　④介入後

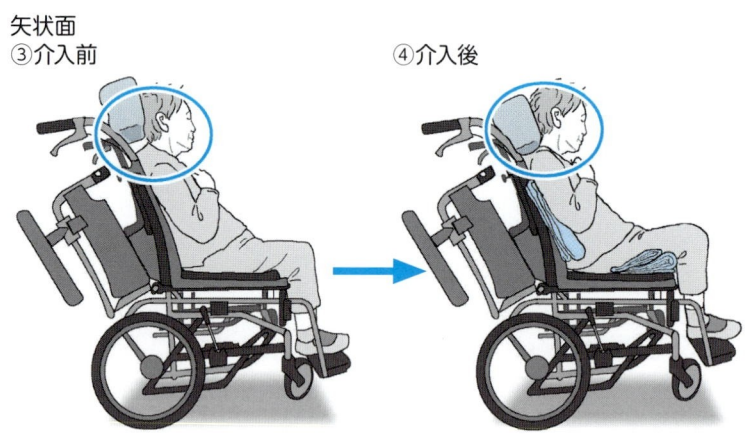

①介入前：健側肩甲帯の引き込みにより体軸が回旋している。水平面に対して，健側が後方に回旋している。

②介入後：座面の調整と麻痺側肩甲帯へウェッジを固定することにより回旋が軽減し水平面上での両側均等のアライメントが確立した。

図11 介入後の開口

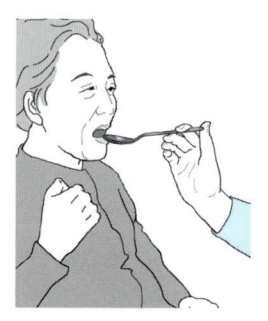

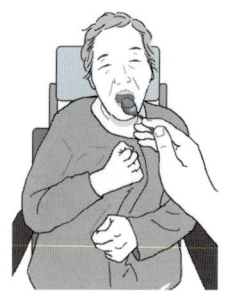

■ 姿勢の改善点

・麻痺側の肩甲帯が内転し体幹を伸展させた状態でバックサポートに強い接点を設けることで安定性を代償していた。

・骨盤帯を中間位に保持できるようなポジショニングで座位の安定性が増し，バックサポートに押し付けるような作用は減少した。

・前額面上では体軸を回旋させる作用が目立っていたが，両側の均等が確立され健側を引き込む内転の作用と体幹の伸展が減少し安楽な座位姿勢が確立された（図10 ①②）。

・伸展の反応が強かったことで骨盤帯は常に前方に滑っていた。頭頸部も連動して下方に移動していたことでヘッドサポートに頭部を載せることが困難であった。骨盤帯の安定性が得られたことで前方への滑りが減弱し，頭部をヘッドサポートに置くことができるようになった（図10 ③④）。

・座位の安定性が獲得されたことで体幹と下肢の伸展反応が減弱し，頸部における屈曲位での代償的な作用も軽快した。

・食事摂取時も，頸部にゆとりが生まれたことでスムーズな開口が可能となった（図11）。

ポジショニングの方法

①ウェッジ状に成形したバスタオルを3部（ウェッジA～ウェッジC）作成する（図12）（ウェッジ状バスタオルのたたみ方はチェックポイント❶参照，図15）。

②車椅子の座面前方にウェッジA・Bを重ねて設置する。全身の伸展方向に対する緊張が強いため，そのパターンを解除するために股関節を屈曲位にすることで骨盤帯を中間位に保つことができる（図13）。

③健側の肩甲帯を内転に引き込む体軸内回旋により麻痺側の肩甲帯は接点を失っている。その不安定な肩甲帯の後面とバックサポートの間にウェッジCを固定し接触面積を拡大させる（図14）。

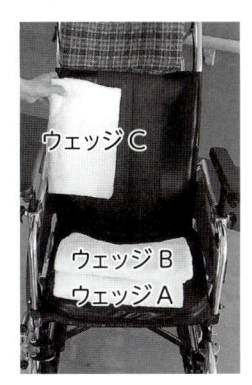

図12 ウェッジの固定部位（ウェッジA～C）

ウェッジC

ウェッジB
ウェッジA

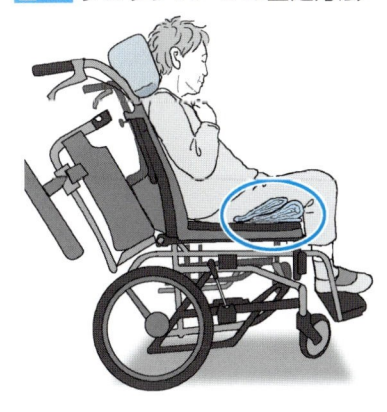

図13 ウェッジA・Bの固定方法

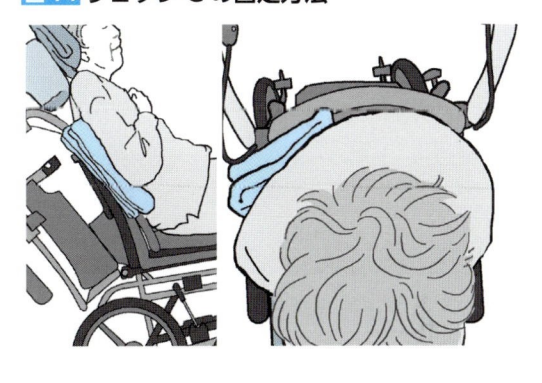

図14 ウェッジCの固定方法

チェックポイント❶ ウェッジ状バスタオルのたたみ方

・緊張の強い患者は外部環境に対して強い抵抗を示すため，クッションなどによる固定ではポジショニングが困難である。

・折り込むタオルの枚数を増やすことで，ウェッジのなかでも抵抗の強い部分と弱い部分を作ることが可能となる。

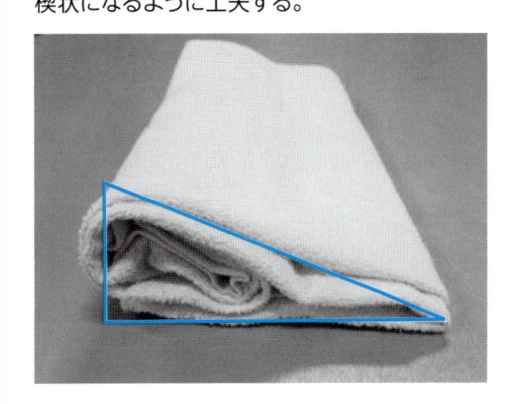

図15 ウェッジ状バスタオルの成形
楔状になるように工夫する。

ポジショニングの解釈

　姿勢調節に問題があり，介助により動かされることや座位姿勢を保持するようなバランス能力に不安が強かった。その状態を代償的に捉える手段は，健側上下肢と体幹を外部環境に押し付けるような強い圧迫であり，この操作で自身の安定感を得ようとしていた。頭頸部も過剰な屈曲活動を続けており，内部収縮を助長していることから開口動作すらも制約されていた。

　ポジショニングでは，不安定な座位姿勢で生活する恐怖感を改善させることに主眼を置いた。座面に対する支持基底面を増加させることや，強い伸展パターンを解除させることが必要であり，可能な限り骨盤帯を中間位，股関節を屈曲位に置き安定性を増加させることが重要である。体幹や頭頸部の筋緊張異常は，本人が環境に接点をもつ支持基底面をどのように受け入れているかにより変容する。座っているとき座面やバックサポートとの接点に依存することができない状況が，結果的に頭頸部の異常を構築することにつながる。肩甲帯の異常に関しても，座面の安定性が得られることで解消する。座面と肩甲帯の位置関係が改善すると頸部の屈筋と伸筋のバランスが改善する。

　嚥下活動は，口腔や嚥下筋など顔面のなかでも前方に位置する組織の活動である。顎関節運動や嚥下活動は不安定な運動要素であるため，頭頸部の伸展筋がある程度の支持性を発揮する必要がある。この支持性が担保されれば嚥下活動に関与する顎関節や嚥下運動が正常に作用することができる（図 16）。したがって，頭頸部の位置のチェックには，伸筋と屈筋の調和のとれた関係性を確認しておくことが重要である。頭頸部は上位にある運動器官であり，その運動には土台となる骨盤帯や体幹などの支持性がきわめて重要である。常に，顎関節の運動を保証するために骨盤帯と体幹，体幹と頭頸部，それぞれの間に姿勢調節を要求されるバランス能力の保持が必要であり，座面から頭頸部まで一連の連動性に注目しなければならない（図 17）。

図 16 顎関節運動を保証する頸部筋のバランス

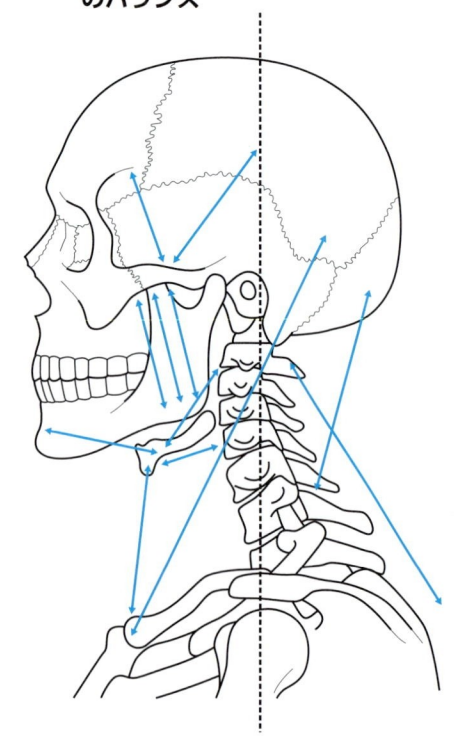

図 17 骨盤帯から頭頸部，咽頭に至る関係性

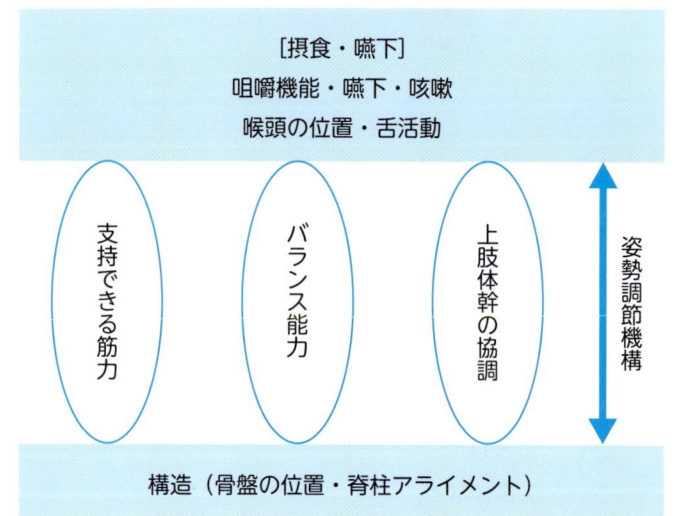

［摂食・嚥下］
咀嚼機能・嚥下・咳嗽
喉頭の位置・舌活動

支持できる筋力　バランス能力　上肢体幹の協調　姿勢調節機構

構造（骨盤の位置・脊柱アライメント）

痙性麻痺患者にみられる嚥下障害　自己摂取者に対するポジショニング

お皿に手が届かない（痙性麻痺による姿勢異常）

内田　学

ポジショニング介入例

1）症例情報： 70歳代，女性

　　診断名：脳出血（左被殻出血）右片麻痺　発症後952日経過

2）身体所見

　　Brunnstrom stage：上肢－Ⅲ，手指－Ⅱ，下肢－Ⅳ

　　感覚検査：触覚・痛覚－中等度鈍麻，位置覚－重度鈍麻

　　深部腱反射：上肢（上腕二頭筋，上腕三頭筋，腕橈骨筋）－亢進，下肢（膝蓋腱，アキレス腱）－
　　　　　　　　亢進

　　脳神経検査：異常所見なし。

　　ROM：右肩関節，肘関節，手関節，前腕，股関節，膝関節，足関節に制限あり。

　　バランス反応：常に麻痺側方向に重心は偏位しており非対称性（＋）。立ち直り反応は両側出現
　　　　　　　　　するも支持性が得られず介助を要する。

　　基本動作能力：すべてにおいて介助を要する。座位保持では常に体幹が麻痺側方向と後方に傾
　　　　　　　　　斜しており不安定性が目立つ（図1）。柵などを把持していないと転倒してしま
　　　　　　　　　う。

3）摂食機能

　　自力にてミキサー食を摂取している。車椅子座位姿勢が不良であることからスプーンの操作時
　　にも常に麻痺側後方に重心が置かれ，食器までのリーチ動作などにも努力を要している（図2）。
　　健側の上肢機能とはいえ，座位バランスが不良であるため上肢の操作が粗雑で食べこぼしが
　　多い。

！ 摂食・嚥下機能の問題点

・強度の痙性麻痺を呈した右片麻痺症状を呈している。車椅子座位姿勢においても正中位保持が困難
　ななか，健側上肢を使用して自己摂取で動作を遂行している。

・麻痺側後方に重心が偏位しており，常に骨盤帯は後傾した状態である。

・健側の上肢はバランスを保証するために柵や手すりなどを握りしめている。したがって，箸やス
　プーンの操作など，運動性を要求するとさらに不安定な座位姿勢になってしまう。

・上記のような環境で上肢を使用するため，食器などへの前方リーチが不完全になり操作が困難に
　なっている。

😣 介入前の姿勢

図1 介入前の座位姿勢

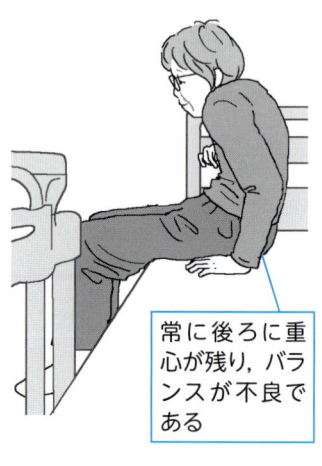

上肢は常に外部環境に接触し，バランスを保っている

常に後ろに重心が残り，バランスが不良である

図2 食事摂取場面

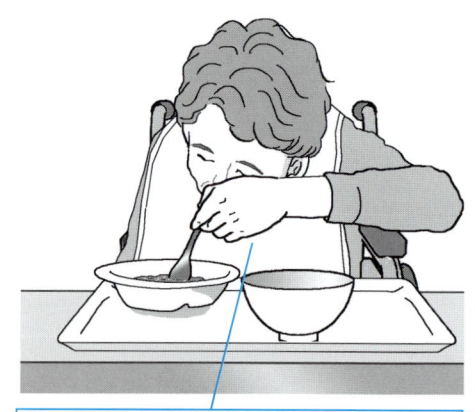

後ろに重心が残った状態でスプーンの操作を行うため，動作がぎこちなく見える

■姿勢の問題点（図1）

・麻痺側後方に重心は偏位しており，骨盤帯は常に後傾位で座位保持が困難である。

・車椅子に乗車すると，麻痺側の肩甲帯をバックサポートに押し付けるような状態になっており，正中位を保持することが困難である。

・麻痺側の大殿筋は緊張性を失い，健側と比較しても厚みがないために骨盤帯は麻痺側方向へ傾斜している。

・ハムストリングスの短縮が目立ち，坐骨結節に付着することから，骨盤帯を常に後傾位に引き込む作用を形成している。骨盤帯の後傾と脊柱の後彎は連動しており，腰背部においては代償性短縮が生じた結果，前傾させる可動性が失われている（図3）。

図3 異常な姿勢と上肢活動の関係

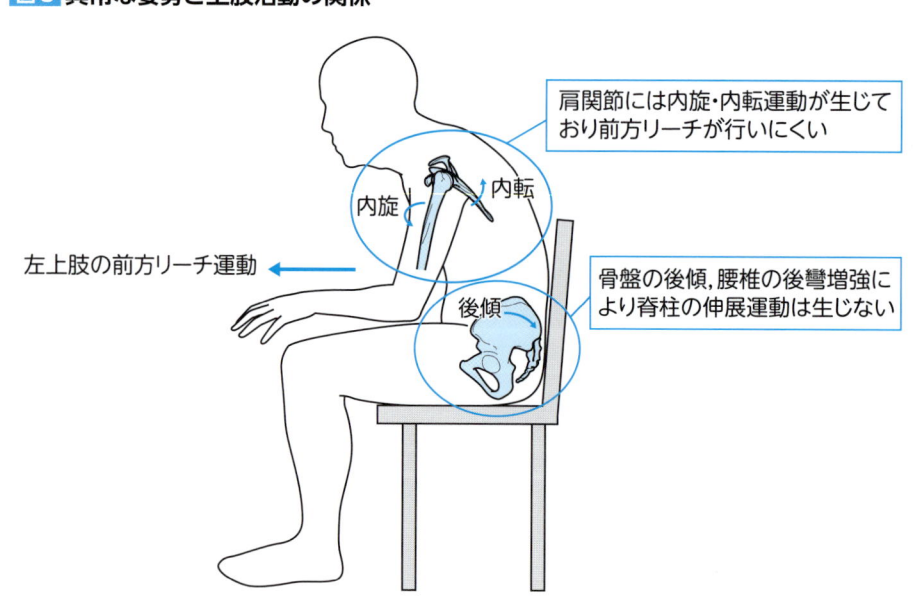

肩関節には内旋・内転運動が生じており前方リーチが行いにくい

内旋　内転

左上肢の前方リーチ運動

後傾

骨盤の後傾，腰椎の後彎増強により脊柱の伸展運動は生じない

- 常に健側上肢は支持物を引き込んだり押し付けたりしている。その作用は広背筋による肩関節内転筋の関与が大きく，肩関節の内旋を増強している。骨盤帯が後傾位で固定されていることで広背筋の作用はさらに発揮しやすい構造となっている。
- そもそも健側の上肢はバランスを補うために使用しており，その上肢の固定を解除すると姿勢保持そのものが困難となり余計に姿勢が崩れてしまう。
- 健側の肩関節は，姿勢保持の代償として作用している大胸筋の緊張性が非常に高く粘弾性が失われている。この状態には肩関節の内旋固定が顕著に表れる。肩関節運動を司る肩甲上腕リズム（後述）の形成には外旋運動が不可欠になることから，前方に上肢をリーチするうえでは不利に作用する（図3）。以上より，肩関節の屈曲角度が制限され，食器などに対するアプローチには努力を要することとなり，困難をきたす。

😀 介入後の姿勢

図4 介入後の車椅子座位姿勢

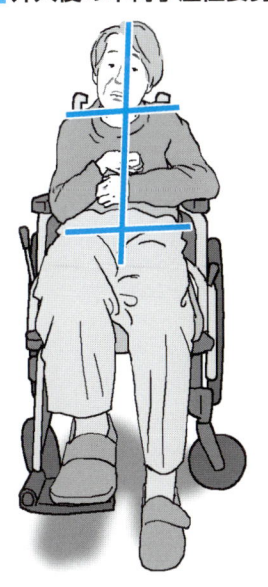

図5 介入後の食事摂取場面

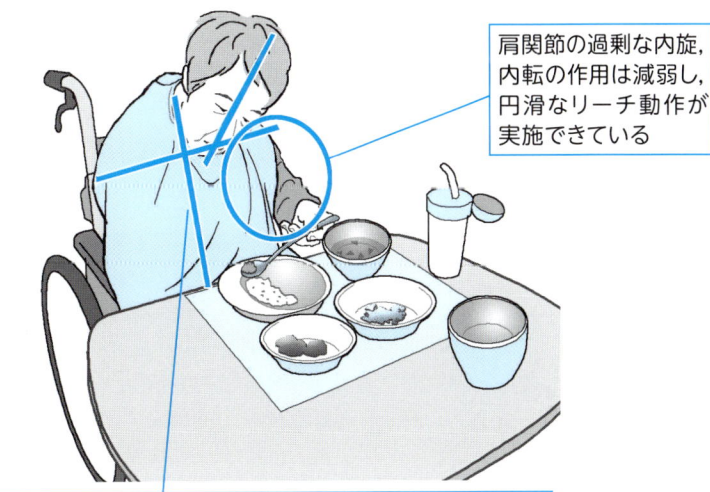

> 肩関節の過剰な内旋，内転の作用は減弱し，円滑なリーチ動作が実施できている

> ポジショニングにより骨盤の位置を中間位に保持することが可能となり，健側の上肢による代償的な姿勢保持が不要となった

■姿勢の改善点

- 骨盤は麻痺側後方に傾斜していたが，骨盤帯，体幹，頭頸部が正中位に保持され座位姿勢の安定性が得られた（図4）。
- 骨盤帯の後傾が目立っていたが，適切な前傾角度に保持されるようになった。
- 座位姿勢が安定性を得た結果，健側上肢による代償的な姿勢保持は不要となり，アームサポートなどを握りしめた状態での肩関節の内旋，内転による固定が不要となった。結果的に大胸筋，広背筋など過剰な緊張状態を示していた筋群にはリラクセーションが得られた。
- 骨盤の前傾に伴い肩甲帯の運動性が保証され，適切な肩甲上腕リズムが再獲得された。
- 食器に上肢をリーチする際などには円滑な肩関節運動が行われ，遠い位置の食器にも手が届くようになった（図5）。
- 遠い位置に設置されている食器にも手が届くことから，過剰な反動をつけたようなリーチが不要となった。嚥下筋にもリラクセーションが得られ，嚥下自体に円滑性が向上した。

📖 ポジショニングの方法

① バスタオルを麻痺側の殿部から肩甲帯にかけて長軸方向に設置する（図6）（バスタオルのたたみ方は，チェックポイント❶参照（図7））。

② 車椅子の座面には，麻痺側の下面にのみタオルを設置する。緊張を失った大殿筋の厚み（図8）の分だけ補う程度にすることが重要である（麻痺側における緊張の低さについてはチェックポイント❷参照）。

③ 座面の前方部分にバスタオルを横断させて設置する。前方を持ち上げることにより，両大腿後面を圧迫し股関節の屈曲角度を増加させる。これにより，骨盤の前方へのずれ込みなどを防ぐことができる。

図6 バスタオルの設置位置

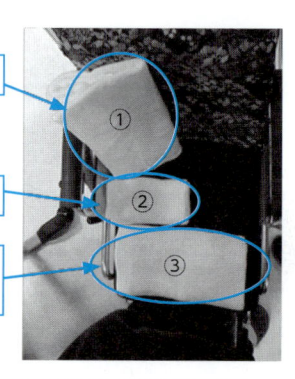

麻痺側肩甲帯の支持 ①

麻痺側殿筋の低緊張を補充するための調整 ②

両側股関節の屈曲角度を調整することにより，骨盤の傾斜を適正化 ③

▎チェックポイント ❶ バスタオルのたたみ方（ウェッジ作成の方法，図7）

・身体をしっかりと固定できるように傾斜をつけることが重要である。

・ウェッジ状にすることで，接触面全体を支持することができる。

図7 麻痺側の殿部から肩甲帯にかけて長軸方向に設置するバスタオルの作成

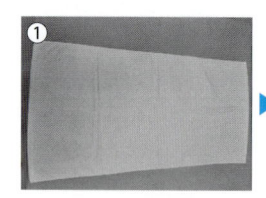

① バスタオルを用意する

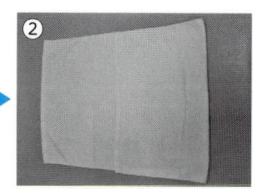

② 3等分に折り畳む

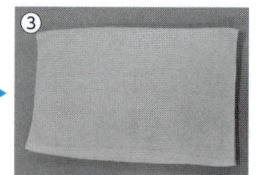

③ 3等分にしたタオルのしわは伸ばしておく

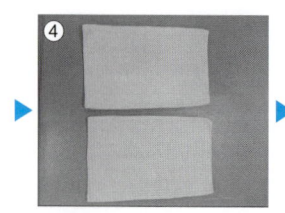

④ ③のバスタオルを2部用意する

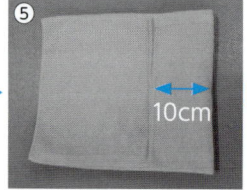

⑤ 2枚のバスタオルを重ねて一側だけ10cm程度折り込んでおく

10cm

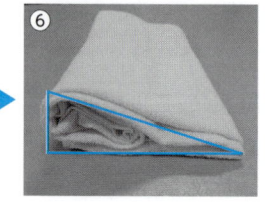

⑥ なだらかな傾斜がつくように全体を折り曲げる

■チェックポイント❷ 麻痺側における緊張の低さ

・超音波画像診断装置を用いて座位保持時における大殿筋の筋厚を麻痺側，健側と別々に測定した（図8）。健側は正常の筋緊張を保っているが，麻痺側に関しては随意性を失っており，筋緊張が低下していることから骨盤，体幹の自重を支持するだけの機能が残存していない状態である。結果的に，麻痺側の大殿筋が潰れた形となり骨盤，体幹も傾斜することにつながっていることが想定できる。

・ポジショニングの方法②のタオルを設置する際には，健側の大殿筋の厚みとの差の分だけ補うように設定することが重要である。厚みが大きすぎると，かえって健側方向へ傾斜させることにもつながるため，設置する際には骨盤が床面に対して傾いていないか，体幹が正中位に保持されているかなどのポイントを確認しながら調整することが望ましい。

図8 超音波画像診断による麻痺側と健側大殿筋の筋厚の相違

麻痺側大殿筋の筋厚：1.89cm　　　　　健側大殿筋の筋厚：3.90cm

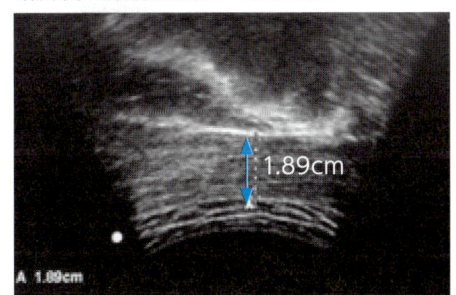
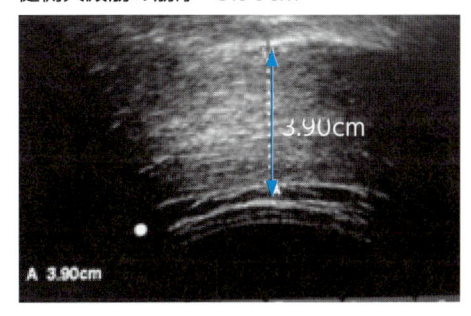

ポジショニングの解釈

　健側上肢の随意性は問題ないにもかかわらず，姿勢異常をきたした座位保持を長期間にわたり継続していることで二次的に健側上肢にも機能異常が生じている。主な問題点は骨盤帯の後傾（図9）である。これは，ハムストリングスの短縮に伴い骨盤帯が後傾位にさらされてしまっていることに加え，バランス異常が姿勢保持をより困難にさせている状態と考えられる。常に麻痺側後方に重心が偏位し，修正するために健側上肢の固定性を用いることで適応性を高めている。

　鍵になるポジショニングとしては，バランスの異常を修正し，健側上肢の機能性を固定ではなく随意性の高い運動器官として活動のなかに落とし込むことである。

　上肢活動には肩甲帯の運動が連動（肩甲上腕リズム：図10）するが，骨盤を後傾位にした姿勢では，広背筋が骨盤という固定性の高い支点を得ることで肩関節を内転，内旋方向に引き付けやすい環境になってしまう。本来のリーチ動作には肩関節の外旋要素が要求されるが，異常姿勢により発揮が困難になっている。骨盤を後傾位にする因子はバランス能力の不良であることから，骨盤を可能な限り前傾位に保つことは必須条件である。前傾位に保持することで体幹の前面筋である腹直筋，腹斜筋，前鋸筋が連動的に活動

（図11）し，本来のリーチ動作が達成できるようになる。骨盤帯を前傾位に保ち，体幹，頭頸部を正中位に置くことは適切な摂食活動を行ううえで非常に重要な要素である。

図9 骨盤帯を後傾させる機構

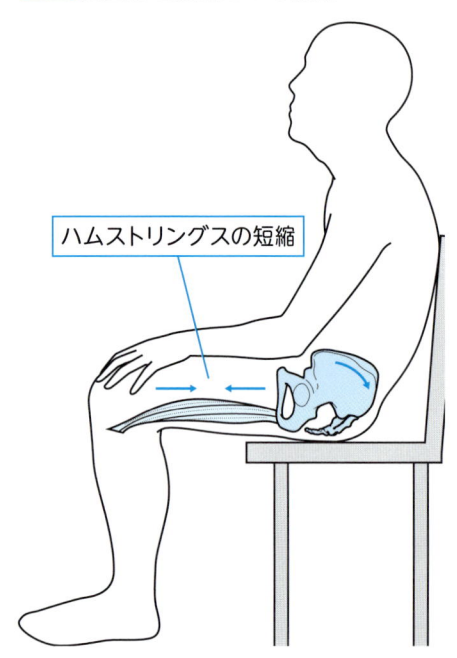

ハムストリングスの短縮

図10 肩甲上腕リズム

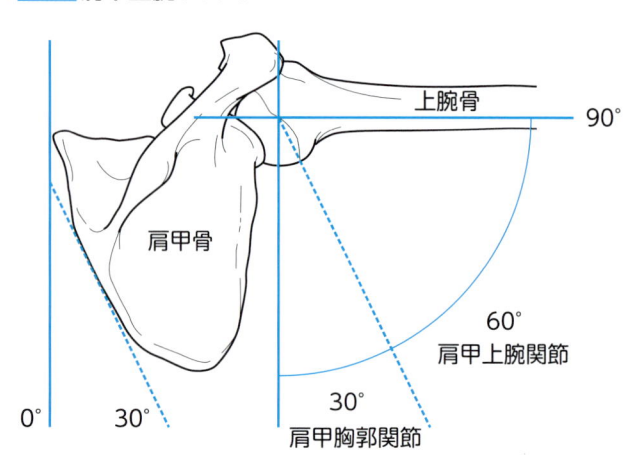

上腕骨
90°
肩甲骨
0°　30°
60°
肩甲上腕関節
30°
肩甲胸郭関節

図10 リーチ動作を発揮するために必要な体幹前面筋の連動性

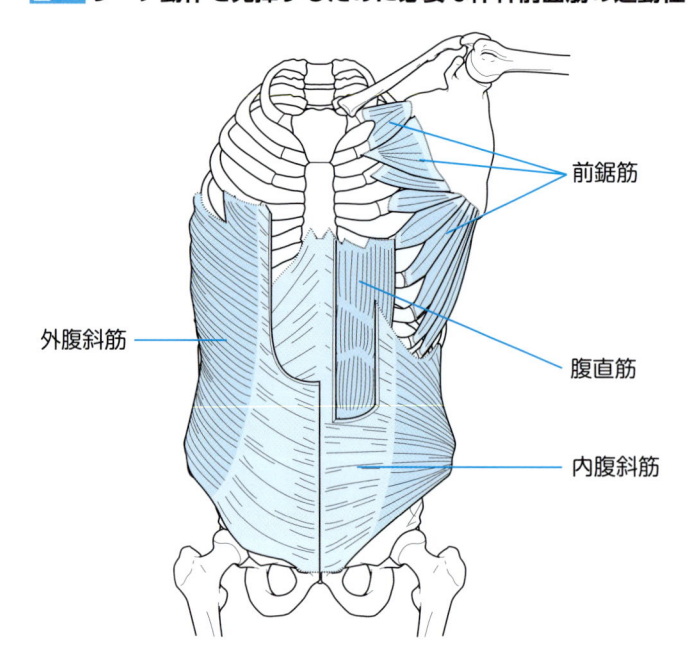

前鋸筋
外腹斜筋
腹直筋
内腹斜筋

痙性麻痺患者にみられる嚥下障害　自己摂取者に対するポジショニング

犬食いの姿勢で食べており，よくむせる（舌骨の挙上不全）

内田　学

ポジショニング介入例

1）症例情報：70 歳代，男性

　診断名：脳出血（右視床出血）左片麻痺　発症後 415 日経過

2）身体所見

　Brunnstrom stage：上肢－Ⅲ，手指－Ⅲ，下肢－Ⅳ

　感覚検査：触覚・痛覚－軽度鈍麻，位置覚－軽度鈍麻

　深部腱反射：上肢（上腕二頭筋，上腕三頭筋，腕橈骨筋，回内筋）－亢進，下肢（膝蓋腱，アキレス腱）－高度亢進

　筋緊張検査：Ashworth 尺度改訂版　（上肢）2・（下肢）2

　脳神経検査：異常所見なし

　ROM：左肩関節，肘関節，手関節，前腕，股関節，膝関節，足関節に制限あり。肩関節に関しては亜脱臼に伴う疼痛あり。

　バランス反応：重心を正中位に保持することが困難で，健側優位の状態に保持している（図1）。神経学的なバランス能力異常は理解しており，麻痺側方向，および骨盤を前傾させるような重心の前方移動に対しては恐怖感を訴える。立ち直り反応は両側出現する。

図1 介入前の座位姿勢

①前額面

②矢状面

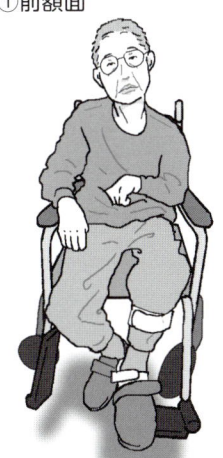
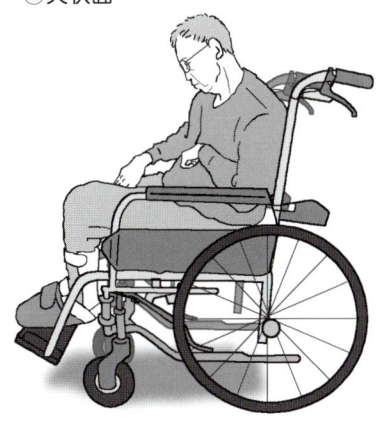

　基本動作能力：寝返り，起き上がり，座位保持までは自立。起立，移乗，立位保持，歩行に関しては介助を要する。麻痺側下肢の支持性が低く，健側上肢で代償することから常に麻痺側には連合反応が出現する。歩行に関しては実用性が低く，基本的な室内移動は車椅子を自走して実施している。

3) 摂食機能

主食は軟飯，副食は刻み食に加工し自力で摂取している。車椅子座位姿勢が不良であり，骨盤は健側方向に変位しており，それに加えて骨盤の前傾に恐怖感があることから皿などに上肢でアプローチすることが困難である。骨盤が後傾しているため，上肢の操作にてスプーンを扱うことが苦手である。これらを代償するために体幹を前屈させ，口元を皿に近づける「犬食い」のような姿で摂取する（図2）。皿に口元を近づける際や，健側上肢でスプーンを操作する際には相当の努力を要しており，本人も「食べにくい」と訴えている。頸部の代償が強いことから嚥下時にはむせ込みが出現することが多い。

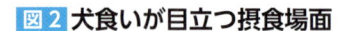

図2 犬食いが目立つ摂食場面

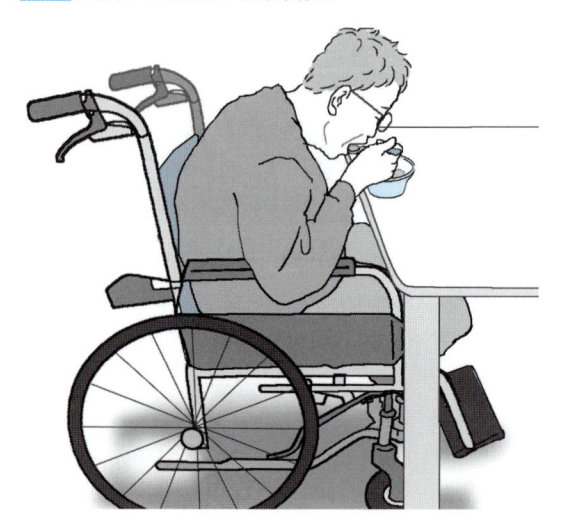

⚠️ 摂食・嚥下機能の問題点

- 痙性麻痺は強度であり随意性に欠ける左片麻痺である。
- 車椅子座位姿勢にて食事を摂取するが，皿に手を伸ばす際など骨盤の前傾や正中位保持などの安定性が要求される。本症例は，座位バランス能力の機能制限に伴い健側上肢を巧みに使ったスプーン操作が困難であり，むしろ固定性を高める手段として使用していることから円滑な操作が困難である（図3）。
- 健側上肢で食事を口元へ移送することが困難な結果，皿に口を近づけるという「犬食い」になっている。
- 「犬食い」の姿勢は頸部の過剰な伸展を伴う。
- 舌骨下筋にはストレッチが加わり，舌骨を下方に引き下げることから，舌根部は後方に沈下する。従って口腔期から咽頭期にかけた舌先の挙上運動に制限が加わってしまっている。
- 舌骨下筋のストレッチにより喉頭挙上も抑制されている（図4）。

😞 介入前の姿勢

図3 介入前の食事摂取場面

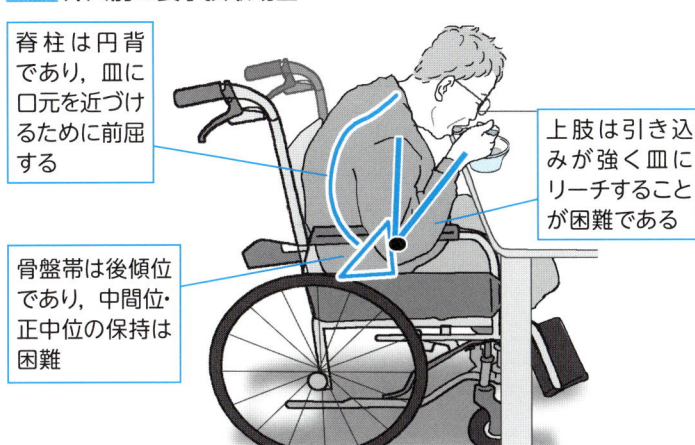

脊柱は円背であり，皿に口元を近づけるために前屈する

上肢は引き込みが強く皿にリーチすることが困難である

骨盤帯は後傾位であり，中間位・正中位の保持は困難

図4 喉頭挙上を抑制する舌骨下筋（青字）による舌骨のストレッチ

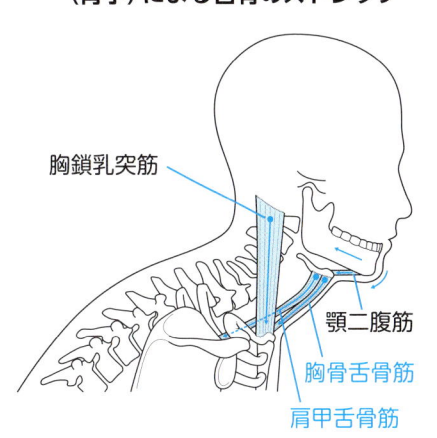

胸鎖乳突筋

顎二腹筋

胸骨舌骨筋

肩甲舌骨筋

■姿勢の問題点

・バランス異常があり，骨盤の前傾を伴う体幹の中間位保持が困難である。従って不安定な車椅子座位姿勢のまま健側上肢で把持したスプーンを皿の位置まで移動させることは困難である。
・健側上肢の過剰な活動を背景にした連合反応が麻痺側の肩甲帯に出現する（図5）。
・連合反応は肩甲帯を内転方向に運動させることで体軸が回旋した姿勢になる（図6）。
・肩甲帯が内転位に引かれる一方で，頸部は「犬食い」の状態になるため，頸部筋には舌骨を下方に牽引する作用が生じ，嚥下時の喉頭挙上が抑制される（図7）。

図5 麻痺側の肩甲帯に生じる連合反応

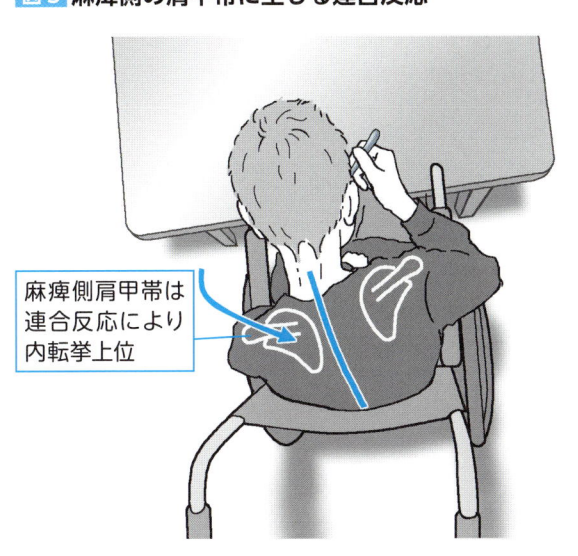

麻痺側肩甲帯は連合反応により内転挙上位

図6 連合反応による体軸の回旋

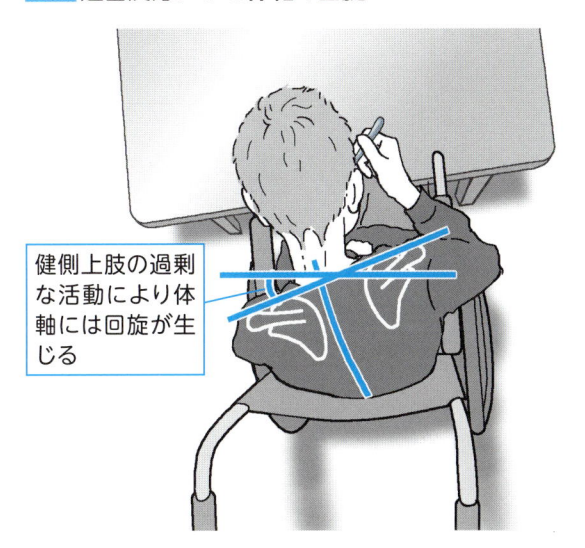

健側上肢の過剰な活動により体軸には回旋が生じる

図7 舌骨下筋を下方に牽引するメカニズム

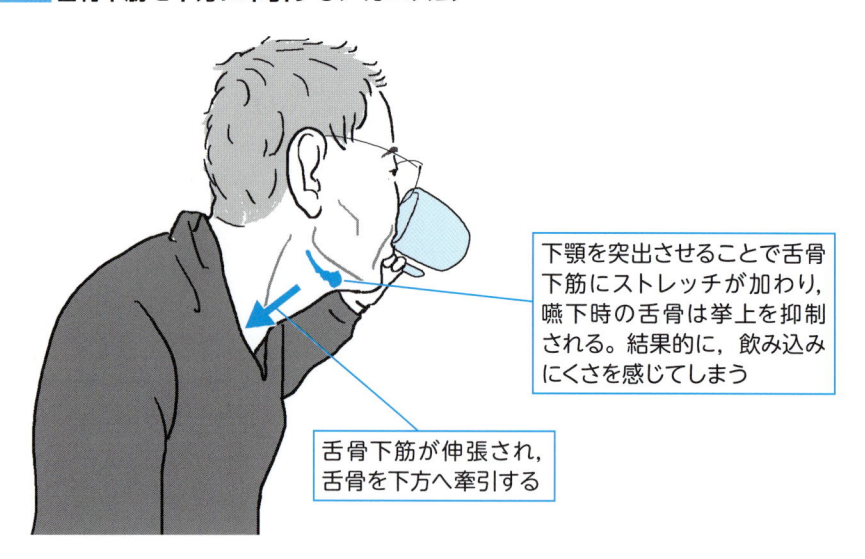

下顎を突出させることで舌骨下筋にストレッチが加わり，嚥下時の舌骨は挙上を抑制される。結果的に，飲み込みにくさを感じてしまう

舌骨下筋が伸張され，舌骨を下方へ牽引する

介入後の姿勢

図8 介入前後の車椅子座位姿勢変化（前額面）

①介入前　　　　　　　②介入後

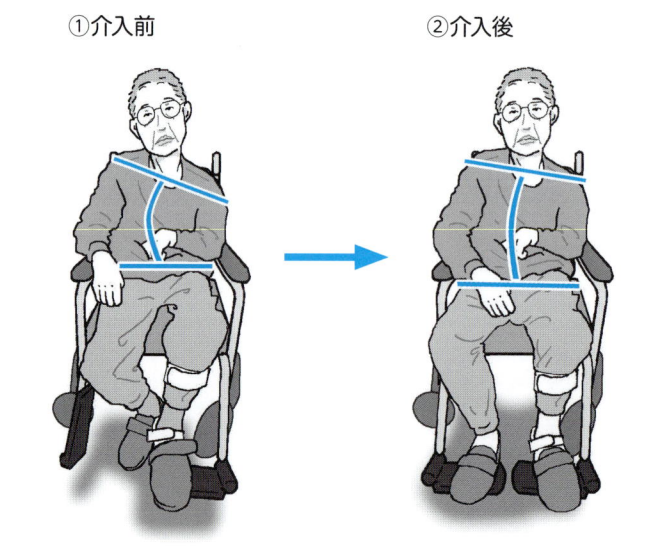

図9 介入前後の車椅子座位姿勢変化

水平面

①介入前 ②介入後

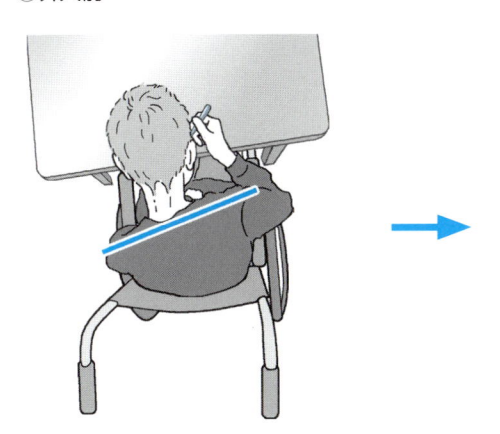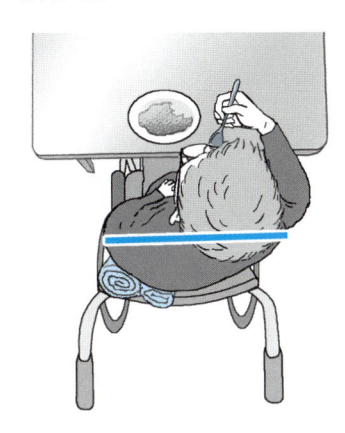

矢状面

③介入前 ④介入後

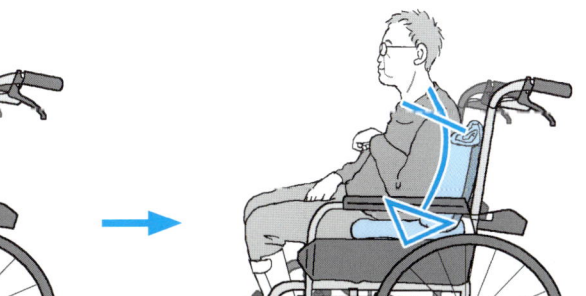

図10 介入後の食事摂取場面

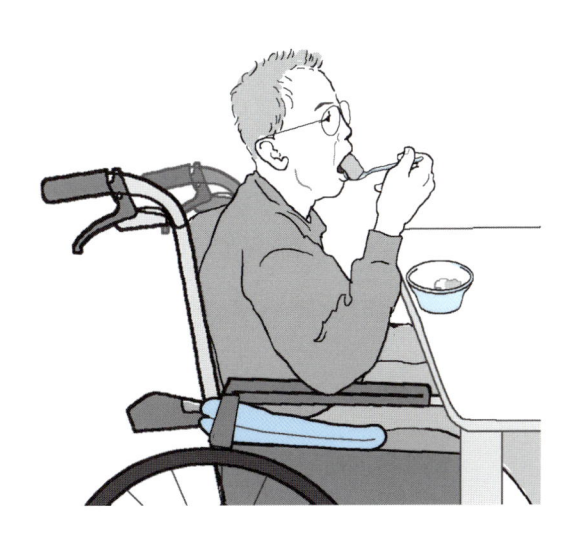

■姿勢の改善点

- 骨盤は後傾し，体幹には円背姿勢が目立っていたが修正され，正中位を保持した抗重力伸展反応が得られた。
- 前額面上では肩甲帯の高さに左右差が認められていたが，両側の均等が確立され平行を保つことが可能となった（図8）。
- 水平面上では，麻痺側の連合反応により体軸に回旋が認められたが，ポジショニングにより中間位を保持することが可能となった（図9）。
- 座位の不安定性があったため，健側上肢はバランスを保持するための固定性という代償性が認められていた。骨盤帯，体幹の支持性が得られたことで，上肢のスプーン操作など本来の運動性としての機能が獲得された。
- 「犬食い」が改善され，スプーンを把持した上肢で口腔まで食事を運ぶことが可能となった（図10）。
- 舌骨下筋のストレッチ作用は消失し，嚥下に関与する頸部筋にゆとりが生まれた。

📖 ポジショニングの方法

①ウェッジ状に成形したバスタオル（図11）を4部（ウェッジA〜ウェッジD）作成する（ウェッジ状バスタオルの設置法は，チェックポイント❶参照）。

②車椅子の座面後方に，骨盤帯を前傾させるためのウェッジAの厚みがある側を後方にして固定する（図12）。

③両側の骨盤を側方から固定するためのウェッジB，Cの2部を，②で設置したウェッジの上に固定する（図13）。

④麻痺側の肩甲帯に出現する連合反応を抑制するために，バックサポートにウェッジDを固定し体軸内での回旋を制御する（図14）。

▌チェックポイント❶ 多方面に設置するバスタオル

骨盤帯と腰部をサポートするためにウェッジを多く使用する。適切に設置しなければウェッジ同士がずれてしまい固定性を失ってしまう。患者を座らせる際には，極力真ん中に静かに座るよう指導が必要である。

図11 ウェッジ状バスタオルの成形
楔状になるように工夫する。

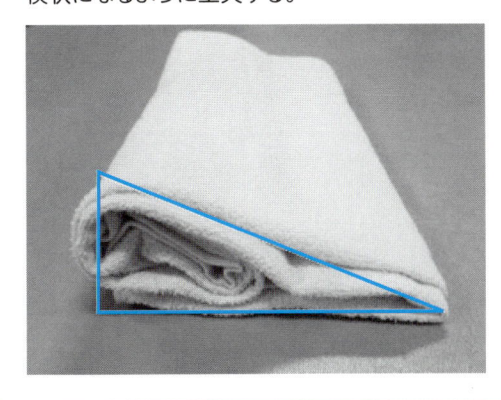

図12 ウェッジ A の固定方法

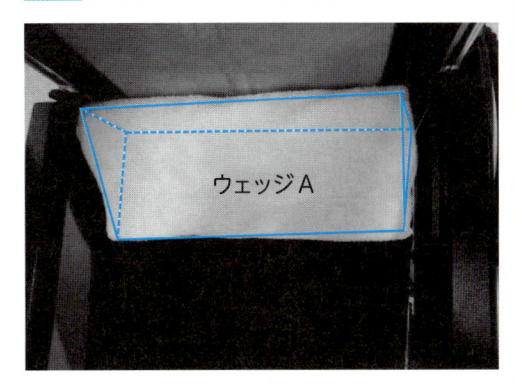

ウェッジ A

図13 ウェッジ B，C の固定方法

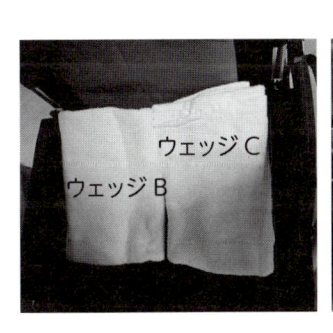

ウェッジ C
ウェッジ B

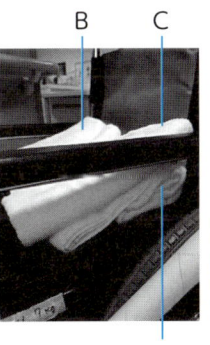

B　C

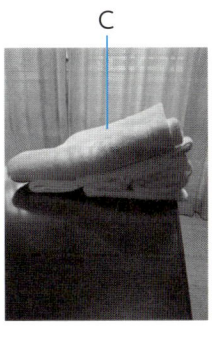

C

A

図14 ウェッジ D の固定方法

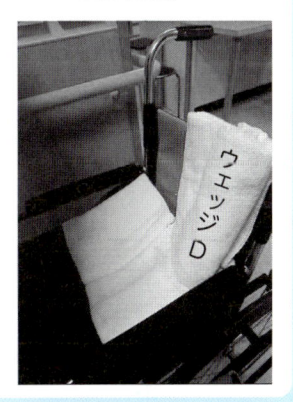

ウェッジ D

ポジショニングの解釈

　バランス能力の低下から骨盤帯を後傾位にした姿勢で生活しており，健側上肢は運動性としての使用ではなく，姿勢保持のために外部環境に対して引き付けるような代償作用でバランスを整えるために使用していた。したがって，上肢の自由度は非常に低い状態であった。そのため，食事場面では頸部による代償を用いた「犬食い」で食事を摂っており，食べこぼしも多く日常的にむせ込みが目立っていた。

　ポジショニングでは，骨盤帯および体幹の支持性を改善し上肢の運動性を獲得させることを主な目的とする。上肢の自由度は，体幹の安定性があるなかで保証されるものであることから，運動性の改善にはバランス能力の改善が必須である（図15）。また，麻痺側の肩甲帯には連合反応が出現し体幹を後方に引き戻す作用も生じている。この連合反応は，嚥下に要求される頸部の筋群も下方にストレッチし，嚥下運動に必要な舌骨や喉頭の挙上を抑制する作用となる。異常姿勢が常在化することで，喉頭そのものの位置も低下させることになり（図16），喉頭蓋の屈曲が機能障害に陥ることで完全閉鎖が困難となる。これがむせ込みの直接的な原因となっている現象である。舌骨を下方に偏位させる嚥下筋のストレッチは，麻痺側の肩甲帯に出現する連合反応が問題であるため，姿勢の改善のためには健側上肢を安定的に活動させるポジショニングが要求される。

図15 上肢の自由度と体幹の関係

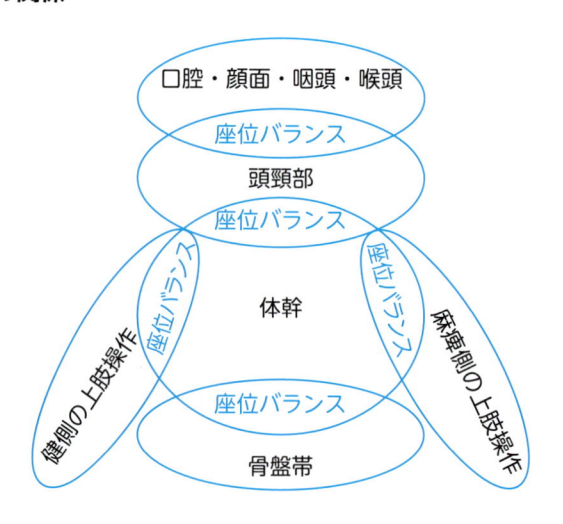

図16 舌骨の下制と喉頭蓋閉鎖不全

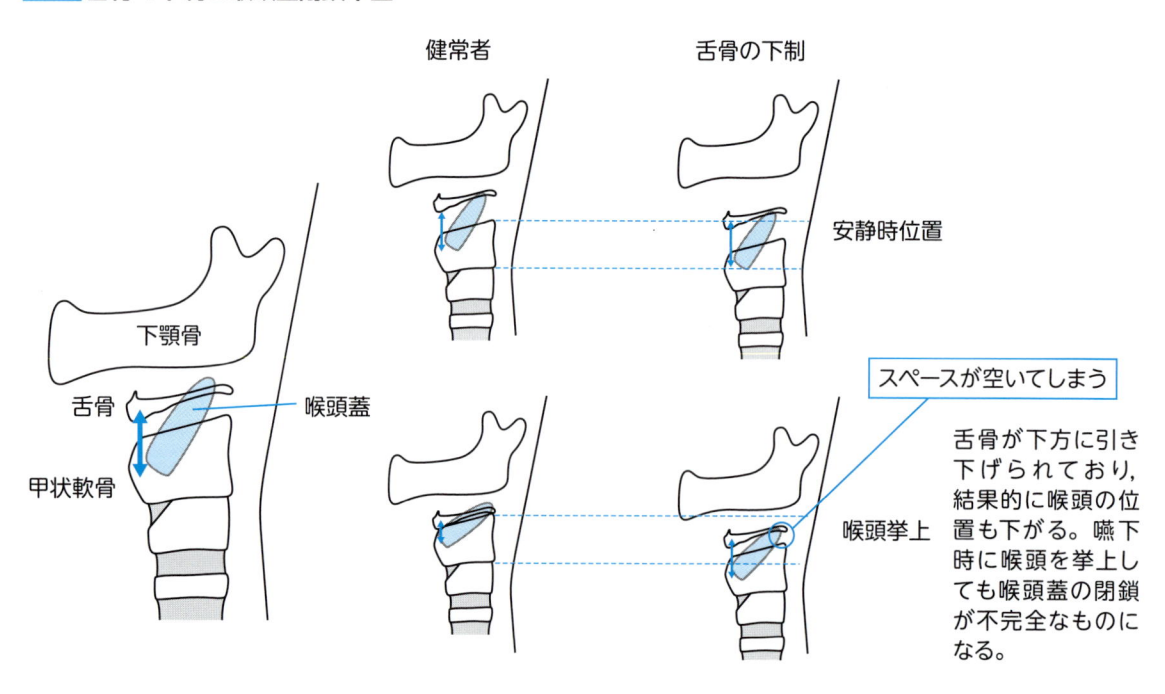

スペースが空いてしまう

舌骨が下方に引き下げられており, 結果的に喉頭の位置も下がる。嚥下時に喉頭を挙上しても喉頭蓋の閉鎖が不完全なものになる。

パーキンソン病の嚥下障害に対するポジショニング

全介助者に対するポジショニング

食物に注意が向かない（頸部伸展，体幹後傾位）

中城雄一

ポジショニング介入例

1）**症例情報**：80歳代，女性

 診断名：パーキンソン病　発症後26年経過

2）**身体・精神機能所見**

 Hoehn & Yahr の重症度分類：Stage Ⅴ

 意識レベル：JCS Ⅱ-10（覚醒は浮動的）

 認知機能：重度認知症（見当識確認困難）

　　　　　幻視，異食があり食物認知不良

　　　　　コミュニケーション不良

 筋緊張：右上下肢と頸部伸筋群に筋強剛（筋固縮）を認める。

 ADL：全介助　摂食行動は覚醒時にリーチ動作を認める。

摂食・嚥下機能の問題点

・覚醒レベルの低下により食事時間に食思が向かないことがある。

・認知機能低下により食物認識不良と異食行動がある。

・意思疎通や従命が困難である。

・歯牙欠損，食思低下，認知機能低下により自発的には咀嚼・嚥下運動が行われず，口腔内への溜め込みがある。

・口腔内乾燥を認め，食塊形成や口腔内衛生に影響を及ぼしている。

・喉頭下垂，嚥下反射惹起遅延，咽頭収縮減弱などの咽頭期の問題を認め，咽頭残留を呈する。

😣 介入前の姿勢

図1 **介入前の車椅子座位姿勢**　　①矢状面　　　　　　　②前額面

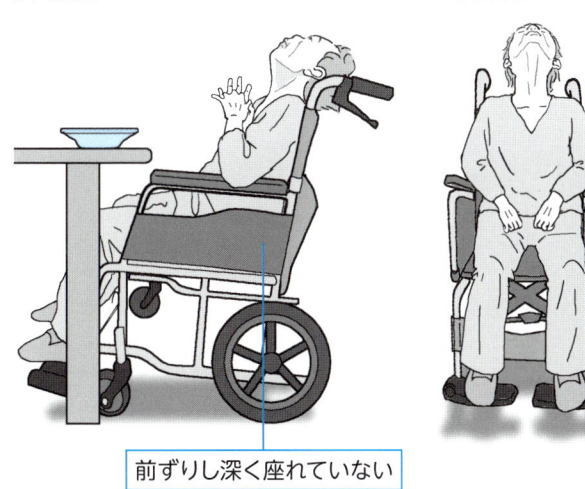

前ずりし深く座れていない

■姿勢の問題点

・体幹後傾位と右側屈位を呈し殿部の前ずりと横ずりがある。

・ヘッドサポートのない車椅子座位などでは頭頸部伸展位，体幹後傾になり上方を向いてしまうためにテーブルに視線が行かず食物に注意が向かない（図1）。

・頭頸部伸展位の姿勢は咽頭構造上誤嚥リスクが高まる。

・頭頸部伸展位の姿勢は舌骨上筋群と舌骨下筋群が伸長された状態となり，喉頭挙上に必要な舌骨上筋群の筋発揮が困難となる。舌骨下筋群の伸張状態は喉頭を下方牽引するため喉頭挙上を制限する。

😊 介入後の姿勢

図2 **介入後の車椅子座位姿勢**

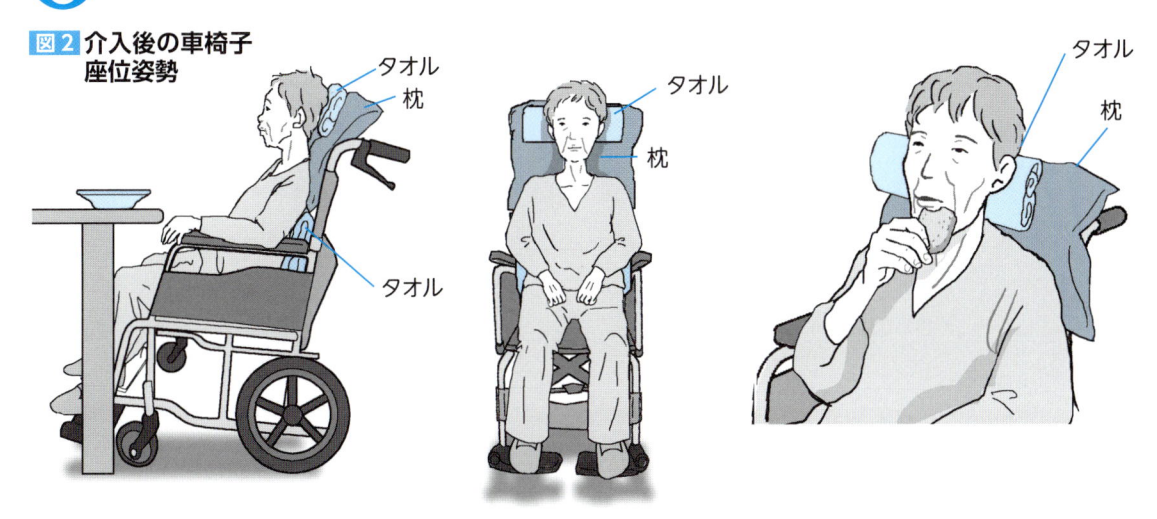

タオル
枕
タオル
タオル
枕
タオル
枕

■姿勢の改善点

・頭頸部伸展位がほぼ正中位に修正され，食物へ視線が向けられた。

・顎を引いた姿勢により咽頭腔が狭まり，嚥下圧の形成に有利な姿勢となった。

・頸部が正中位となったことで舌骨上下筋群の伸張が改善されたことにより喉頭挙上が可能となった（図2）。

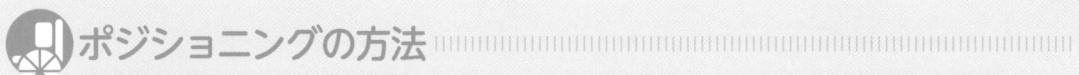

ポジショニングの方法

①体幹後傾位と仙骨支持を解消するためにやや深めに座った状態で車椅子のバックサポートからバックパイプ上に枕を置き，胸腰椎のアライメントを整える。頭頸部伸展位が改善しない場合は，頸部後面を支えるようにバスタオルなどを入れる（図3, 4）。後頭部の過剰な筋活動や筋緊張が改善されてくるか経過を観察する。

②背部とバックサポート間に隙間ができるため，丸めたバスタオルを左右の背部に置き接触面積を広げ姿勢の安定化を図る（図5）。

③前ずりと横へのずれ防止のため座面にバスタオルを敷く（バスタオルのたたみ方はチェックポイント❶参照，図6）。

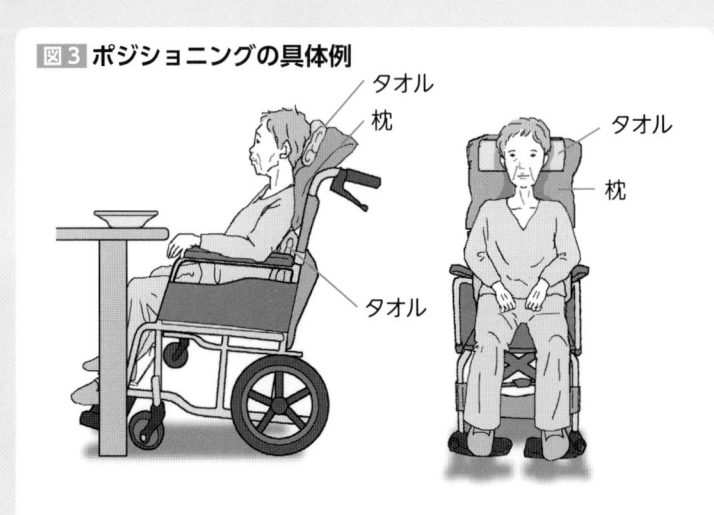

図3 ポジショニングの具体例

タオル
枕
タオル

タオル
枕

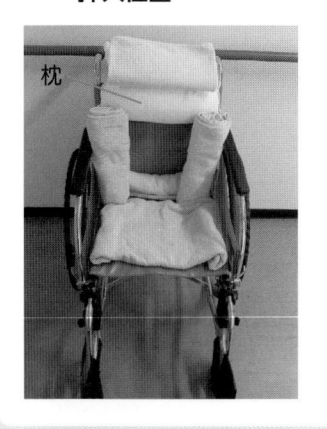

図4 頭部の枕とタオルの挿入位置

枕

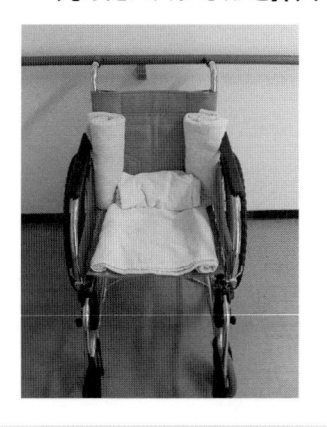

図5 座面とバックサポートに丸めたバスタオルを挿入

▌チェックポイント❶ 座面タオルの作成方法

タオルを二つ折りにし，両端を図6のように丸める。丸めたタオルの裏面側が上にくるように返して使用する。

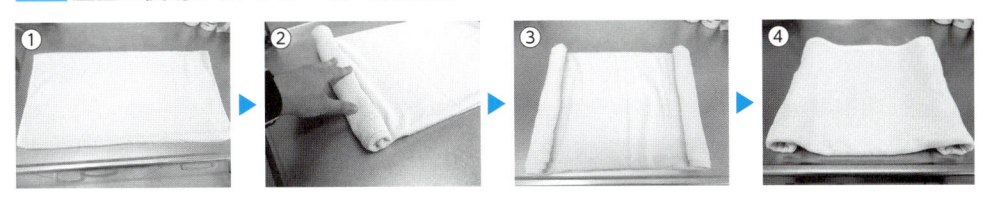

図6 座面に使用するバスタオルの丸め方

① ② ③ ④

■ チェックポイント ❷ 座面タオルの役割

座面タオルは両端を丸め大転子部を支えるようにすることで，左右への横ずりがなく安定した座位を図れる。座面の摩擦が強くなることで前ずりの予防にもなる。

■ チェックポイント ❸ 頭頸部のタオル・枕

患者の体格が小さく，適したヘッドサポートがなかったため，タオルと枕で頭頸部を支える工夫をした（図3）。リクライニングやティルト式の車椅子のヘッドサポートが体格に合っている場合は座面と背面のセッティングのみでよい。

ポジショニングの解釈

■頭部・体幹支持のための枕やバスタオル，車椅子の選択

症例は頭頸部と上部体幹の伸筋群に筋緊張亢進を認め，胸椎から頸椎が伸展し上方に反り返るような姿勢になっていた。この姿勢では車椅子座位時の支持面は主に仙骨部と肩甲帯周囲となり，バックサポートから浮いた状態になるため，殿部の前ずりや上方を向く姿勢を助長していた。

枕やバスタオルによるポジショニング効果の予測は，徒手的に姿勢を変化させることができるかによる。本症例は他動的に体幹頸部を前屈させることが可能であり，体幹の伸展を抑えた姿勢で着座した数分間は前ずりが少ない状態で座位保持が可能であったため，枕やバスタオルを使用したポジショニングに効果が得られると判断した。

車椅子の選定では，意識レベルに変動があり，覚醒レベルが高いときはリーチ動作が出現するなど自発的な活動が見られていた。よって，リーチ動作などの活動を妨げない目的でベッド上やリクライニング車椅子の選択を行わなかった。

■バックサポートのバスタオル

頭頸部のポジショニング改善に用いた枕とバスタオルによって垂直座位に近い姿勢をとることができたが，接地部分は少なく不安定性と身体への負担の問題が残存する。姿勢保持筋のなかには嚥下時に働く筋も含まれており，不安定な姿勢では姿勢保持筋の筋緊張が高まり，喉頭運動や舌運動に影響を及ぼす。よって，腰背部で接地していない部分にバスタオルを側方から包み込むように入れて支持基底面を広げ，座位安定性を確保する。

不良姿勢と嚥下障害の解釈

　上方を向くほどの頭頸部伸展位では喉頭構造として口腔から気道への角度が鈍角になり，その位置関係から構造的に誤嚥しやすくなり（図7），頸部前面の嚥下関連筋が伸長され，嚥下に必要な筋発揮が困難になり摂食嚥下障害につながる。パーキンソン病患者においても，顎引き嚥下が用いられることがあり，この姿勢により嚥下障害に効果を認めた報告がある[1]。

図7 頸部の角度と咽頭・気道・食道の関係

①頸部屈曲位　　　　　　　　　　　②頸部伸展位

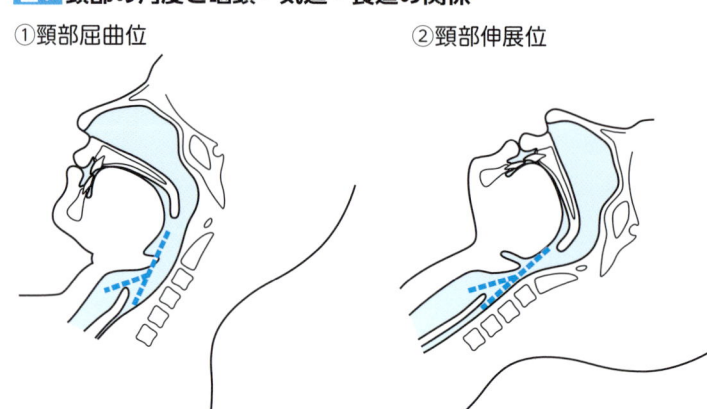

覚醒状態について

　パーキンソン病では，進行に伴い睡眠と覚醒に関連のある上行網様体賦活系が障害され[2]，レム睡眠行動異常症，日中の傾眠，認知機能の変動などの症状が出現する。

　症例は26年という長期の経過にあり，病期の進行により上記の症状が顕著に現れていた。覚醒が低下した状態では，食物を認識し準備する段階である認知期，食物を飲み込むための状態に整える段階である口腔期に特に影響を及ぼし，嚥下反射の惹起が悪くなることから咽頭残留の増加につながり，誤嚥のリスクが高まっていた。上行網様体賦活系の一部は姿勢制御にもかかわるため，抗重力姿勢を促し姿勢保持筋に刺激を与えることは覚醒状態の向上に望ましい効果を与える。また，覚醒を向上させるためには，明るい場所に行くといった環境調整や口腔ケアなど，食前からの準備も併せて行っておくとよい。

ポジショニングの効果

　普通型車椅子座位でポジショニングを行い，離床を促したことにより食物を視認し嚥下関連筋（姿勢保持筋）の過剰筋緊張の改善や喉頭アライメントの改善，リーチ動作の改善などが認められ，食べる準備が可能となった。覚醒良好な時間帯であれば食物認識が確立され，手でつかめるものであれば自力摂取も可能になった。また，嗜好食品の食思が出てきて食事時間を楽しむことができるようになった。

引用文献
1) Annelise Ayres, et al.: Benefit from the Chin-Down Maneuver in the Swallowing Performance and Self-Perception of Parkinson's Disease Patients. Hindawi Parkinson's Disease Volume 2017, Article ID 7460343, 2017.
2) Ned Jenkinson，ほか：脚橋被蓋核の構造・生理・病態生理. Movement Disorders, 24 (3)：319-328, 2009.

全介助者に対するポジショニング

口への取り込み・咀嚼・送り込みができない
（口腔機能低下）

中城雄一

ポジショニング介入例

1）症例情報：70 歳代，女性

　診断名：パーキンソン病　発症後 26 年経過

2）身体所見

　Hoehn & Yahr の重症度分類：Stage V

　意識レベル：清明

　認知機能：見当識障害なし

　幻視：体性感覚幻覚あり

　Myerson 徴候：陽性

　無動：動作緩慢，小声，仮面様顔貌

　　　　眼球運動正常

　筋緊張：右上下肢と頸部屈筋群に筋強剛を認める。

　ADL：おおむね介助が必要

摂食・嚥下機能の問題点

・口腔期障害と前傾姿勢から多量の食べこぼしがある。

・咀嚼運動が単調な開閉口運動になっていることにより十分な食塊形成ができない。

・口腔送り込み期で咽頭への食塊移送が困難なことから口腔への食物残渣が多くなりやすい。食物を押し込むことで咽頭へ送り込むため，不意の窒息リスクがある。

・胸鎖乳突筋の過緊張から，喉頭の挙上動作が制限されている。

・嚥下反射惹起遅延により，水分の先行流入が起こり嚥下前誤嚥が認められる。

第3章

😖 介入前の姿勢

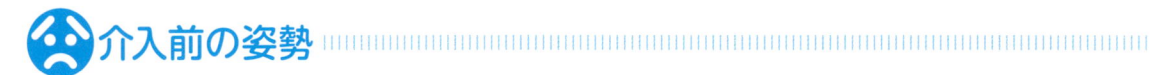

図1 介入前の姿勢

①前額面　②矢状面

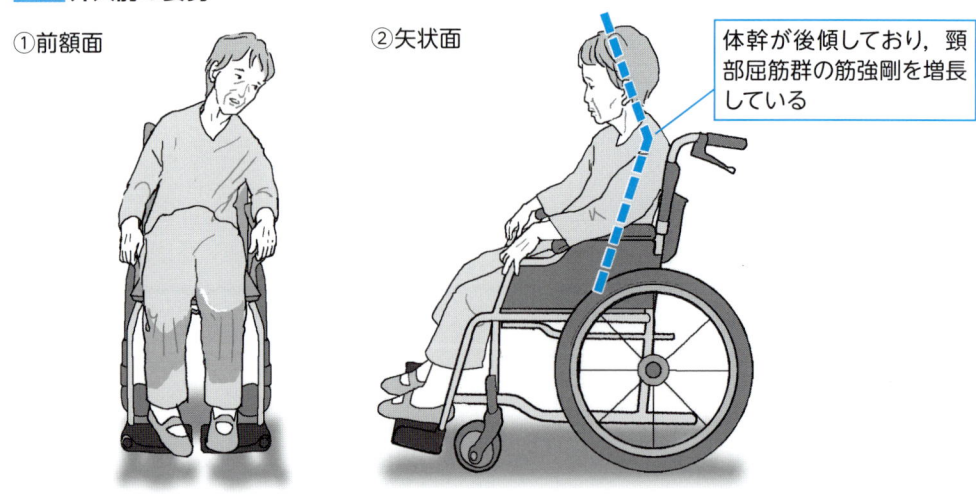

> 体幹が後傾しており，頸部屈筋群の筋強剛を増長している

■姿勢の問題点

- 骨盤後傾，体幹後傾位で仙骨支持が顕著となり前ずりを起こす。
- Pisa（ピサ）徴候（左に姿勢が傾く）により骨盤が右偏位し荷重が左優位となっている（図1①）。
- 頸部体幹の左回旋を認める（図1①）。
- 頸部屈筋群の筋強剛，体幹後傾位により頭頸部が屈曲しやすい状態にある。
- 頭部前方突出と頭頸部屈曲位によって顔が下を向き食べこぼしの一因となっている（図1②）。

😊 介入後の姿勢

図2 ベッド上でのポジショニング

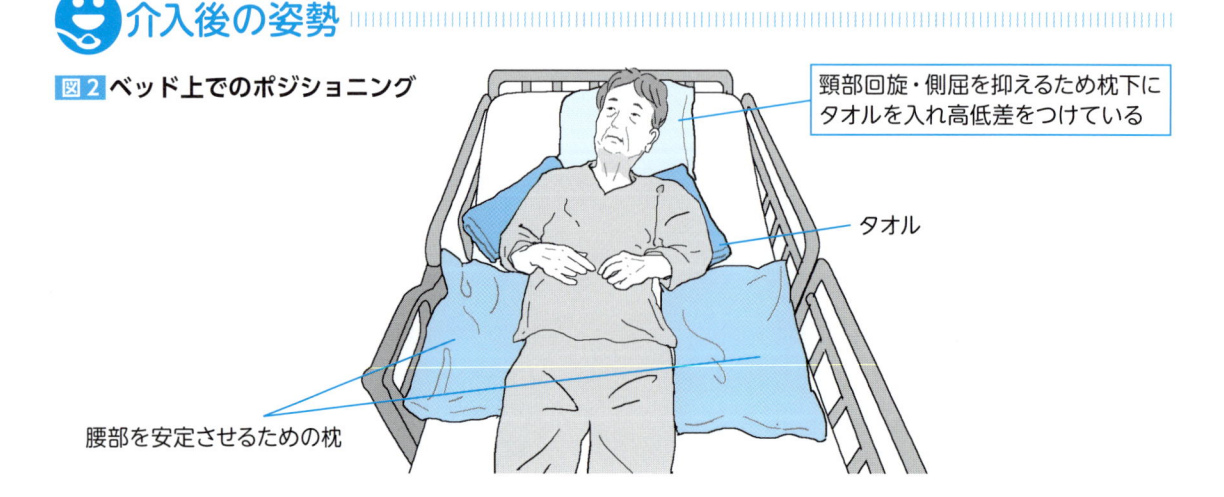

> 頸部回旋・側屈を抑えるため枕下にタオルを入れ高低差をつけている

タオル

腰部を安定させるための枕

■姿勢の改善点

- ベッド上リクライニング位により頭部前方突出，頭頸部屈曲位が解消された。口が上方を向くことになるため，食塊の取り込みと移送に重力が補助的に働く（図2）。
- 頭頸部屈曲位が軽減され，咀嚼運動に必要な顎の可動スペースが確保された。
- 頭部や背部の接触面積が大きくなったことにより体幹の安定性が得られ，姿勢保持筋，特に胸鎖乳突筋の筋緊張改善が認められた（図3）。頸部体幹の屈曲や側屈，回旋姿勢が軽減している。

図3 座位時とベッド上リクライニング位の胸鎖乳突筋の緊張

座位　　　　　　　　　　リクライニング位

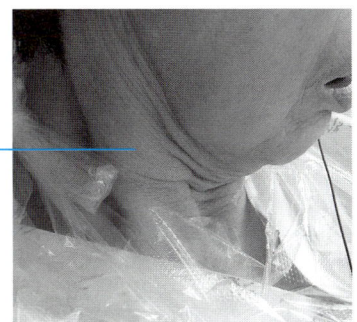
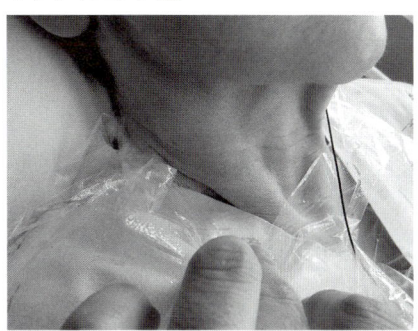

胸鎖乳突筋 ————

ポジショニングの方法

①食物の取り込みと送り込み，嚥下反射惹起遅延による早期咽頭流入を考慮し，姿勢をリクライニング位に設定する。

②肩甲帯の屈曲位により両肩がベッドから浮いていたため，バスタオルを挿入し接地面積を大きくする（図4）。

③頸部左回旋，左側屈の改善を目的にバスタオルで枕に高低差をつける（図5，6）。

④下部体幹の回旋を制限するために腰部に入れた体交枕にも左右差をつける（図7）。

図4 肩甲帯にバスタオルを挿入

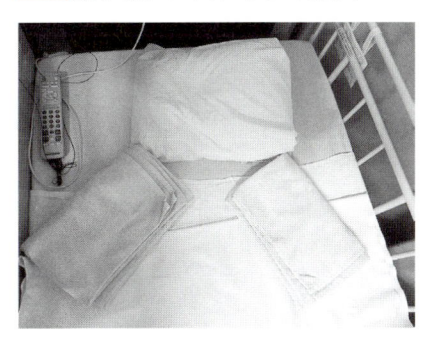

図5 枕に高低差を付けるためのバスタオル

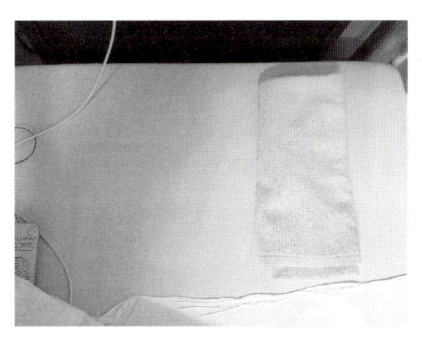

図6 患者の左側を高くする

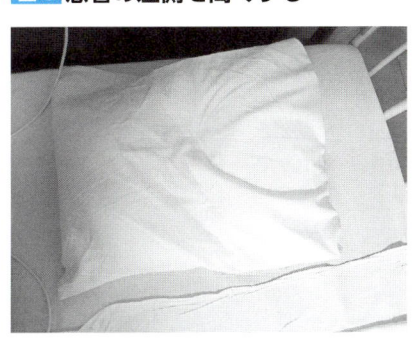

図7 腰部に使用する体幹回旋を修正するための体交枕

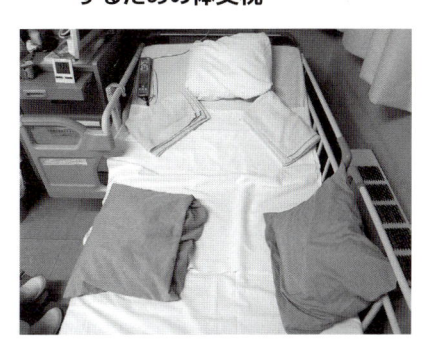

■チェックポイント ❶ 肩甲帯のバスタオル

肩がベッドから離れている場合，図4のようにバスタオルをセッティングし接触面を大きくすることで安定性を改善し頸部のリラクゼーションを図る。

■チェックポイント ❷ 高低差を付けた枕

図5のバスタオルは，枕の補高に用いる。図6では枕の高低差を利用し，頭部の後ろ側面が支えられるようにポジショニングを行う。

ポジショニングの解釈

■ベッド上リクライニング位の選択

パーキンソン病では，しばしば流涎や食べこぼしを認める。その要因としては，前傾姿勢，意図しない開口，口腔内の処理能力低下，口腔内の知覚低下等[1,2]が指摘されている。また，本症例では口腔準備期〜口腔送り込み期の問題があり，食塊形成中にも食べこぼしを認めていた。このような症状に対しては，口を上方に向けるためにリクライニング位が有効な場合がある。口が上方を向くことで前傾による食物取り込みの問題が解決され，重力の作用により，食物の移送を補助する効果が期待できる。また，咽頭の角度が座位よりも水平に近づくため，解剖学的な位置関係から気道が食道よりも上方にくることや，嚥下時の食塊の通過経路が咽頭後壁を伝いながら食道まで運ばれることも誤嚥防止につながる。

流入速度の速い，つまり粘性の低い物性のものをリクライニング位で摂取した際，咽頭期嚥下が遅延する可能性が示唆される[3]報告があり，食形態によっては適さない場合がある。また，食事動作が自立可能な患者に対してリクライニング角度を低く設定する場合は，自立の機会を奪うことになる。

誤嚥リスクとリクライニングによる自立の機会を奪うリスクを多職種と本人・家族とで検討する必要がある。

■枕の下，肩へのバスタオル

頸部側屈・回旋を認める患者では，自動または他動で正中位に頸部を戻せる場合でも食事の摂取中に再び側方に姿勢が崩れることがある。パーキンソン病は左右差が生じることが特徴とされ，頸部体幹筋の筋緊張や筋活動の左右差，注意障害などが修正した姿勢を崩してしまう要因として考えられる。

頭部のアライメント調整にはバスタオルを枕下に置き，頸部側屈・回旋する側を高く傾斜させることで，正中位を保持しやすくする。頸部屈筋に筋強剛を認めるパーキンソン病患者では，リクライニング位や臥位になっても頸部屈筋の筋緊張が強く，枕に頭を着けられず枕から浮いてしまう場合がある。他動的に接地させることで力が抜け，頭を預けることができる場合もある。

本症例の場合，肩甲帯屈曲位と胸椎屈曲位が頸部屈筋群の過緊張に影響していた。肩甲帯屈曲位によりベッドから肩が浮く場合は，バスタオルなどで隙間を埋めることで頸部屈筋群の過緊張が改善する場合がある。

不良姿勢と嚥下障害の解釈

　パーキンソン病患者では口腔器官の無動・寡動，嚥下関連筋の筋強剛，すくみ，嚥下反射の閾値上昇などの症状により嚥下運動全般が障害される。本症例では特に口腔期の障害が強く現れており，加えて前傾姿勢や体性感覚幻覚による口腔内の知覚低下も食べこぼしにつながっていた。口腔器官の運動障害は，十分な嚥下圧が形成できないことで，口腔期だけではなく咽頭のクリアランスにも影響する。服薬においても口腔内〜咽頭へ薬剤が残留することで十分な薬効を得られないことがある。本症例では食べこぼしの問題に対して，医師と相談し，家族の了承のうえで車椅子座位での摂取からベッド上リクライニング位に姿勢を変更した。

　肩甲舌骨筋の作用は低音発声時の喉頭下制や開口時の舌骨位置固定である。頸部伸展位や胸鎖乳突筋過活動により肩甲舌骨筋が伸張された状態になると喉頭の挙上運動を阻害することになる（図8）。本症例は頭部前方突出位で，頸部屈筋群の筋強剛と胸鎖乳突筋の活動により頭部を起こしていた。そのため胸鎖乳突筋の背側深部に位置する肩甲舌骨筋が伸張され喉頭挙上が制限されていた。喉頭挙上は気道の防御機構である喉頭蓋の反転と咽頭期での食道入口部開大に関与している。喉頭蓋の反転は，嚥下反射が惹起される際に舌根部が下後方に押し下げられるとともに喉頭が上前方に引き上げられることで起こる。健常な嚥下時の食塊の動態としては，喉頭蓋谷から喉頭蓋が反転されることで，喉頭蓋上を通り梨状窩・食道入口部まで送られるが，喉頭蓋の反転が起こらない場合，喉頭蓋の側方または背側を通過することになるため誤嚥の危険があり，喉頭蓋谷への残留が増加することにもなる。また，食道入口部の開大には，輪状咽頭筋の弛緩以外にも，嚥下圧の形成と喉頭挙上による構造的な牽引が不可欠であり，喉頭挙上の制限は食道入口部通過障害に直結する問題である。従って，頸部の筋強剛や過活動状態は咽頭部への残留の増加を招き，嚥下後誤嚥を起こす病態である。

図8 肩甲舌骨筋の位置

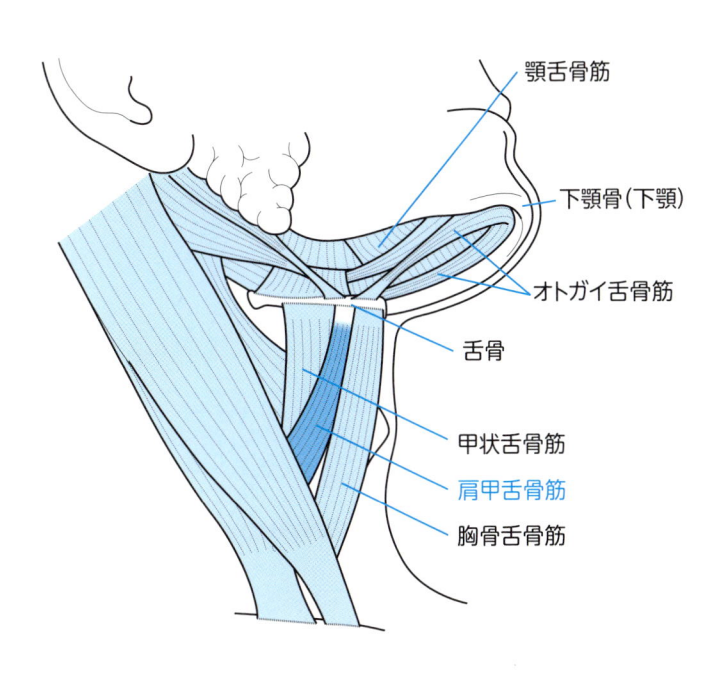

ポジショニングの効果

　ベッド上リクライニング位になったことにより，口が上方を向くことで食物取り込み時の食べこぼしが減少している。口腔器官の運動障害により食物移送の問題があったが，重力を利用することで移送を補助できる姿勢となり，取り込み後の食べこぼしも減少している（図9）。頸部の安定により頸部筋群の過活動が軽減したため，介入前の姿勢と比較し喉頭挙上が阻害されず，咽頭のクリアランスが向上した。さらに，気道防御の面でも喉頭蓋の反転が得られやすい姿勢になった。よって，嚥下筋の発揮，喉頭防御の両側面から誤嚥を予防できるポジショニングとなった。

図9 ベット上リクライニングによる効果

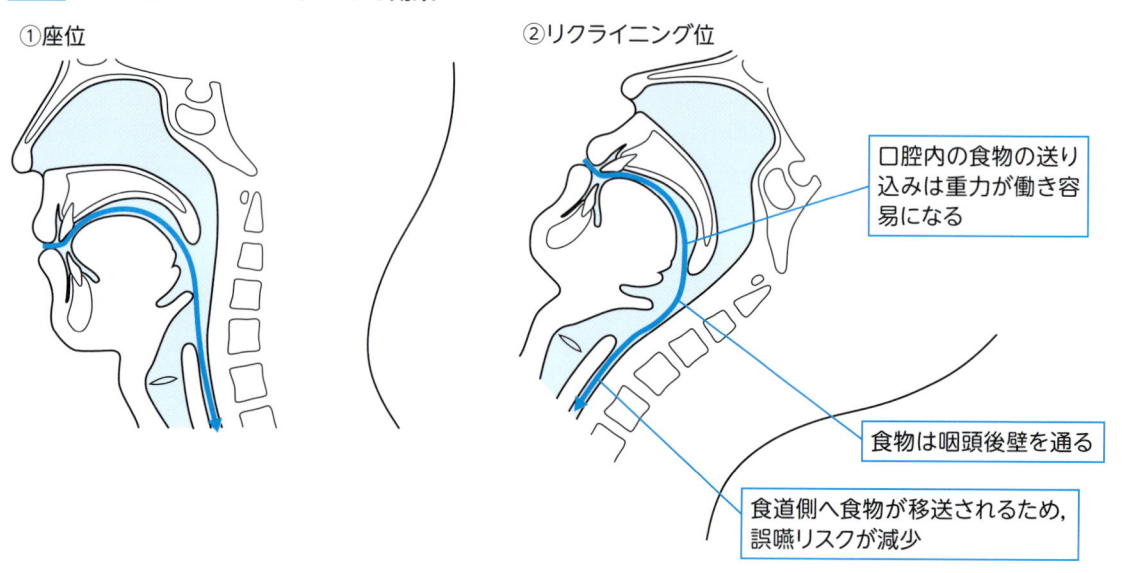

①座位　　　　　　　　　　　②リクライニング位

口腔内の食物の送り込みは重力が働き容易になる

食物は咽頭後壁を通る

食道側へ食物が移送されるため，誤嚥リスクが減少

引用文献　1）梅本丈二，ほか：パーキンソン病患者の流涎と摂食・嚥下障害の関係．老年歯科医学，24(3): 306, 2009.
　　　　　2）Srivanitchapoom P, et al.: Drooling in Parkinson's disease: A review . Parkinsonism Relat Disord, 20: 1109-1118, 2014.
　　　　　3）山口優実，ほか：物性の違いとリクライニング位による嚥下動態の検討．耳鼻と臨床，56: 133-137, 2010.

全介助者に対するポジショニング

手で支えないと座っていられない（重度の不良姿勢）

中城雄一

ポジショニング介入例

1）症例情報：60歳代，男性

診断名：パーキンソン病　発症後16年経過

2）身体所見

Hoehn & Yahr の重症度分類：Stage Ⅳ

意識レベル：清明

認知機能：見当識障害なし

姿勢異常：Pisa（ピサ）徴候（体幹右側屈）

長期の不良姿勢により胸・腰椎の側彎変形

筋緊張：右上下肢，頸部体幹優位に筋強剛を認める。

ADL：一部介助（短距離の歩行可能）

⚠ 摂食・嚥下機能の問題点

・摂食嚥下障害に対しての病識が乏しく，一口量が多く，かき込んで食べる。

・上肢運動と口唇の取り込み不良から頻回の食べこぼしがある。

・咀嚼運動に左右のすりつぶし運動がなく，上下運動が主体である。

・咀嚼中の頬の運動が乏しく，咀嚼できず口腔前庭にそのまま残留する。

・舌の動きが乏しく，嚥下反射惹起後も舌面上に食塊が残留する。

・嚥下反射惹起遅延により少量の誤嚥が生じ，軽いむせ込みをしながら食べる場面がみられる。

😣 介入前の姿勢

図1 介入前のベッド上座位姿勢

①前額面

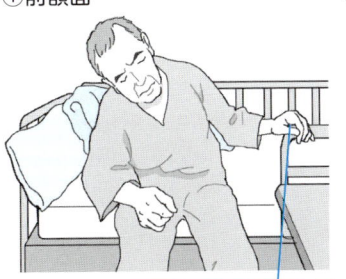

食事以外では右側へ倒れないようベッド柵を把持している

②矢状面

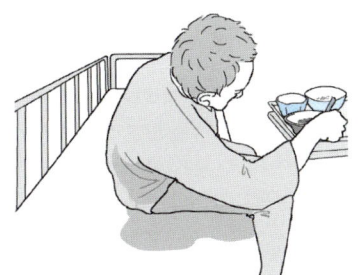

③前額面（後方）

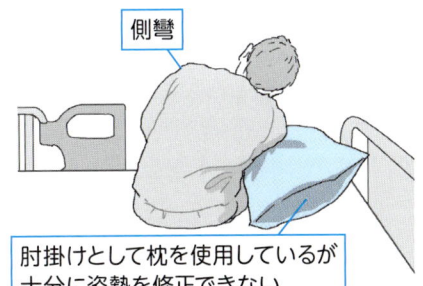

側彎

肘掛けとして枕を使用しているが十分に姿勢を修正できない

■姿勢の問題点（図1, 2）

・重度な姿勢異常により座位姿勢保持に上肢支持の参加が必要となる。

・頭頸部の側屈・回旋があり自力での正中位保持は困難である。

・側屈と前屈姿勢により頭部が食器を見下ろせない位置にある。食べ物を見るために頭頸部の伸展が必要となり嚥下関連筋の発揮に不利な状況となる。

・Pisa徴候により右側へ傾斜していることから，骨盤が左へ偏位し荷重が右に寄った状態で姿勢を保持している。

・骨盤後傾により仙骨座りとなる。バックサポートやアームサポートのないベッド上端座位では徐々に後方へ姿勢が偏位し上肢の介入が必要となる。

図2 介入前の車椅子座位姿勢（前額面）

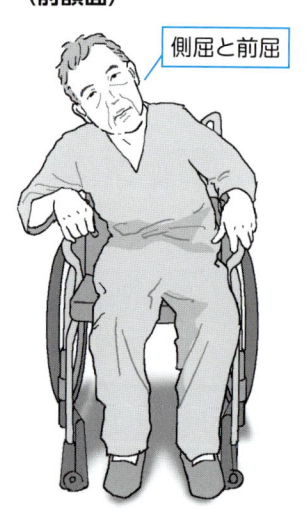

側屈と前屈

😀 介入後の姿勢

図3 介入後の車椅子座位姿勢

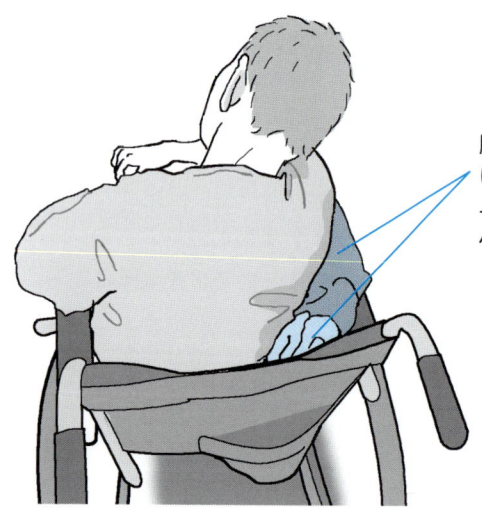

腋下から支えられるようにバックサポートとアームサポートに入れた枕とバスタオル

■姿勢の改善点

・食事の際は車椅子を使用し，徐々に後方へ姿勢が偏位することを防いだ。

・足底を地面に接地させたことで，後方への姿勢偏位を抑制した。

・車椅子のアームサポートとバックサポート部分に枕とバスタオルを入れ（図3），右後方への姿勢偏位を抑制し正中位近くで姿勢保持ができるようにした。

・足底が接地することで体幹前屈が軽減し，頭部の位置が改善され，食事を見るために行っていた頭部伸展を行わずに摂取することが可能となった（図4）。

図4 足底接地により体幹が起きてきやすくなる

テーブルが低いと体幹が前傾するため頭頸部が伸展しやすい。

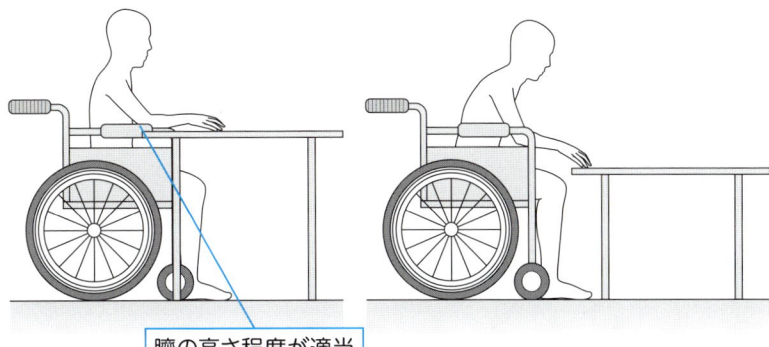

臍の高さ程度が適当

ポジショニングの方法

①バックサポートと背中の隙間をバスタオルで埋める。

②右腋下付近に枕を挟み，肘の後ろで支持できるように調整する。

③前ずり防止のため大腿の下に丸めたバスタオルを挟む（図5）。

④バックサポートに背を着けるように深く座る。

図5 枕とバスタオルの設置位置

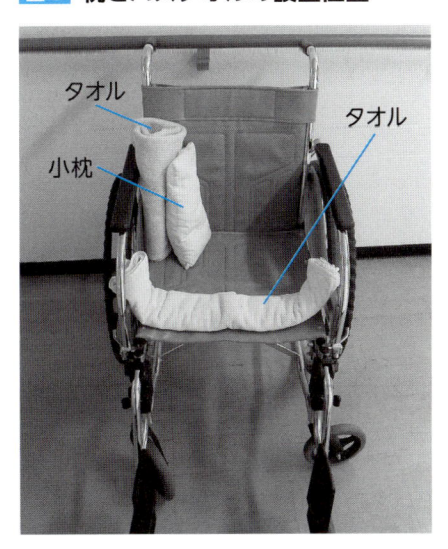

タオル

タオル

小枕

■チェックポイント❶ 体を支えるタオル・小枕

・図5のタオルは厚みの調整がしやすく，接触面を容易に調整できる。

・小枕はタオルより強度が高く，体幹を安定して支持することができる。

■チェックポイント❷ 前座部のタオル

前座部に前ずり防止のために置いているタオルは，厚くしすぎると立ち上がりにくくなるため注意が必要である。

ポジショニングの解釈

　パーキンソン病の姿勢異常は，姿勢保持に発揮される伸筋・屈筋の筋発揮のアンバランス，左右差，屈筋群のジストニア，垂直－水平を認識する前庭機能障害により，前傾姿勢や首下がり，Pisa 徴候などを呈する。姿勢異常を呈する割合は重症度に比例して増加し，姿勢の修正を試みた際の ROM は重症化とともに減少していく。本症例は，長期の不良姿勢により，筋緊張の問題に加え脊椎の側彎変形をきたしているため，徒手的に姿勢を正中まで修正することは困難であった。ポジショニングは姿勢の安定性の欠如に着目して行った。修正前の姿勢は患者が以前から自己流で行っていた姿勢だが，症状の進行に伴い右側屈後傾が増悪し自力での姿勢修正が困難になってきていた。端座位では徐々に後傾して，ときおり後ろに倒れ込んでしまうことがあった。徐々に後傾する姿勢では足底から荷重が抜け体幹屈筋群の過活動を引き起こす。本症例のように体幹前屈が顕著な場合は注意が必要になる。

　安定した姿勢にポジショニングするためには支持基底面を広くし，体圧を分散させることは肝要だが，側彎のように構造的な彎曲のある症例に対しては，無理な修正を行わず彎曲状態に合わせたポジショニングにより，筋や臓器への不必要な負担を与えないことが必要になる。症例は前屈と右側屈が強く，右アームサポートのみで体幹を支持していた。使えていなかったバックサポート部分に丸めたバスタオルと小さい枕を入れることで腋下付近まで支持基底面を広げ，右肘にかかっていた体圧を分散させるようポジショニングを行った。また，骨盤後傾による前ずり防止のために，車椅子の前座部にタオルを設置し前座部が高くなるようにした。

不良姿勢と嚥下障害の解釈

　食事中の不良姿勢は嚥下関連筋への影響や喉頭構造からの誤嚥の増加につながるばかりでなく，不安定感や痛みから食欲不振や注意散漫により食事摂取が困難になる場合がある。パーキンソン病においては不良姿勢やドパミン減少などにより疼痛をきたす場合が多く，痛みから長時間の座位が困難で早食い傾向となる患者がいる。嚥下機能の低下に加えて，不安定感や痛みにより注意散漫になってしまう患者では，より誤嚥をきたしやすい状態であるため注意が必要である。

　体幹の不良姿勢が重度な場合には消化器系への影響も考えられる。側彎を認める患者では，胃への圧迫と食道が拡大されることにより胃食道逆流症をきたしやすい[1]。胃液の肺への侵襲性は高く，逆流物を誤嚥することで肺炎になる危険性がある (図 6)。

図6 **姿勢と His 角**

①正中位

②左凸の側彎：食道が拡大

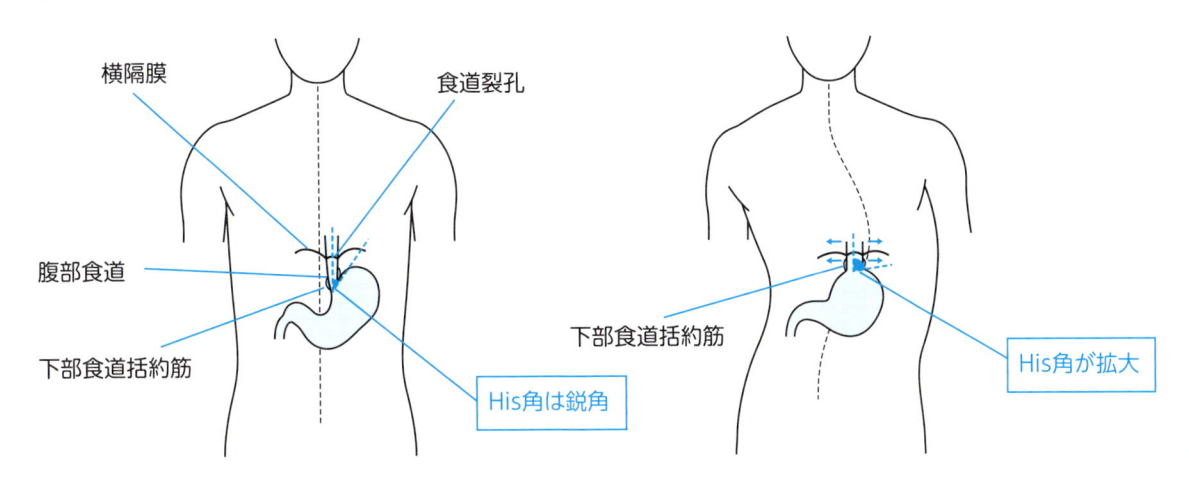

横隔膜

食道裂孔

腹部食道

下部食道括約筋

His角は鋭角

下部食道括約筋

His角が拡大

ポジショニングの効果

　パーキンソン病による右側屈と脊椎の側彎変形を伴う患者に対し，介入前の姿勢よりも前屈右側屈を修正できたことで，頭部を伸展させることなく食事を見ることができる位置関係を確立でき，不良姿勢による嚥下関連筋への影響を軽減できた。骨盤後傾と右側屈により右後方へと倒れ込んでしまい，右手で座面を支えるか左手でベッド柵を把持する必要がある姿勢だったが，車椅子を利用し支持基底面を広く取り安定した姿勢になったことで食事に集中する準備ができ，食事摂取時の負担が軽減した。

引用文献　1) 内田　学：脳卒中患者の姿勢調節障害. 姿勢から介入する摂食嚥下 脳卒中患者のリハビリテーション (森若文雄 監，内田　学 編)，80-97, メジカルビュー社 , 2017.

自己摂取者に対するポジショニング

食事の際にむせる・食べこぼしがみられる
（摂食動作に必要な上肢機能と不良姿勢の関係）

徳永典子

ポジショニング介入例

1）症例情報：70歳代，男性

　診断名：パーキンソン病　発症後7年経過

2）身体所見

　Hoehn & Yahr の重症度分類：Stage Ⅱ

　MDS-UPDRS Part Ⅲ：39点

　筋緊張：左側優位，屈筋群優位，中枢側優位の筋強剛を認める。

　筋短縮：両側の胸鎖乳突筋に短縮がある（徒手的に伸張性の改善を認めるレベル）。

　ROM：上部胸椎は骨性の伸展制限あり。

　　　　　前腕回外，手関節掌屈は左優位に軽度から中等度の制限がある。

　筋力（MMT）：両側の体幹伸展筋群3

　　　　　　　　両側の体幹屈筋群，股関節屈筋群，膝関節伸筋群，足関節背屈筋群4

　　　　　　　　筋強剛の強い部分で瞬発的な筋発揮，持続的な筋出力の低下を左優位に認める。

　ADL：自立

3）摂食機能

　左手（左利き）で箸を使用し全量自力摂取だが食べこぼしがある。

　ときどきむせがみられている。咳嗽力の低下がある。

❗摂食・嚥下機能の問題点

座位保持は可能だが円背，頭部は伸展し，顎を突き出すような姿勢となっており，以下の問題点がみられた。

・ときどきむせることがある。

・咳嗽力が低下している。

・食物を見る，口に取り込む，飲み込む際などに頸部の動きが制限されている。

・食物を口に取り込む際に食べこぼしがみられる。

・箸で食物をつまみ上げる際に失敗がみられる。

😞 介入前の姿勢

図1 介入前の座位姿勢

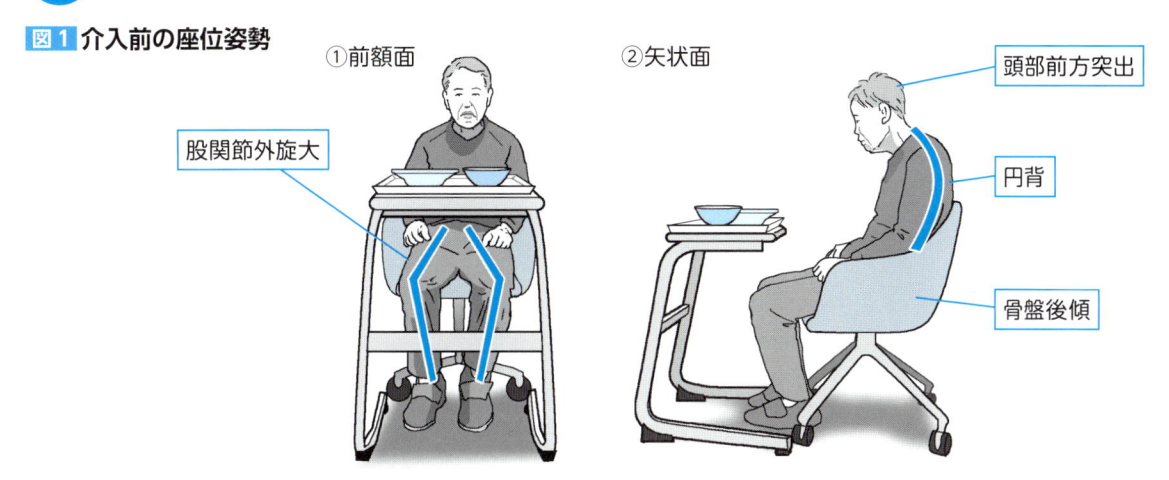

①前額面　②矢状面

股関節外旋大

頭部前方突出
円背
骨盤後傾

■姿勢の問題点（図1）

・円背，骨盤後傾，頭部前方突出位となっている。

・頭部は前方へ偏位し，体幹の屈曲は強まりやすく，頸部，肩甲帯の代償固定へもつながっている。

・椅子の背もたれに体を押し付けるように座位姿勢を保っている。骨盤は後傾位をとり重心は坐骨より後方へ位置し，姿勢を保持するための体幹前面の筋活動がみられにくくなっている。

・上部頸椎は伸展，下部頸椎は屈曲し，頸部前面にある舌骨筋群は過度に伸張している。舌骨は下制され，舌骨と喉頭の挙上に支障をきたし誤嚥につながりやすい。

・胸郭の形状は変化し動きが制限され，気管に入ってしまった異物を喀出するために必要な咳嗽力は低下している。

・股関節が外転，外旋して骨盤が後傾しやすい状態を作り，前方への重心の移動を起こしにくくなっている。食物へのリーチ，口への取り込みに合わせて体が前に向かうことができない。

・上肢操作を保証する肩甲帯の支持性は低下し，食物の取り込みに必要な上肢の運動は制限されている。

😀 介入後の姿勢

図2 介入後の座位姿勢

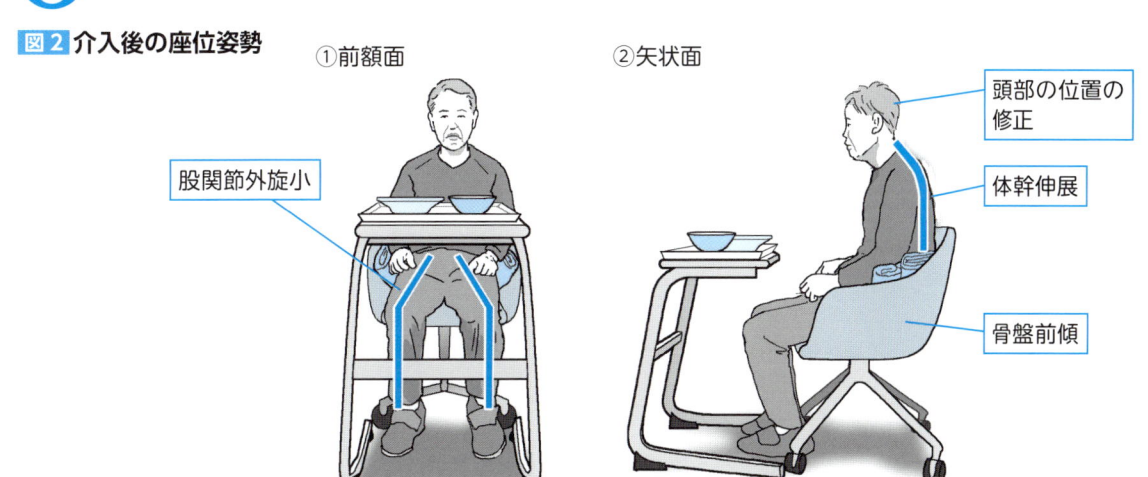

①前額面　②矢状面

股関節外旋小

頭部の位置の修正
体幹伸展
骨盤前傾

■姿勢の改善点（図2）

・股関節が内外旋中間位に近い状態へ修正され，股関節周囲筋の筋活動が得られやすくなり骨盤帯の安定につながった。

・骨盤を前傾することができ，坐骨での支持が可能となった。

・骨盤の前傾方向の動きに伴い，下部胸椎以下に立ち直りがみられ，体幹は，重力に抗して伸展位に保持できるようになった。

・円背姿勢の改善に伴い体幹腹筋群，背筋群の協調した活動を得ることができ，体幹の支持性，安定性改善につながった。

・体幹，頭頸部の位置関係は修正され，安全に効率的な咀嚼，嚥下運動を行う準備ができた。

・胸郭の形状は修正され運動性が向上し，強い咳をするために必要な換気量を得やすくなった。

・座面の傾斜を利用し骨盤を自力で前傾させることが可能となり，前方への重心の移動を起こしやすくなった。

・肩甲帯の支持性改善により，箸を使って食物を取り込む上肢操作を行う準備ができた。

 ポジショニングの方法（図3）

①バスタオルを殿部から大腿部にかけて前下がりの傾斜を作るようにセッティング（バスタオルのたたみ方はチェックポイント❶を参照）。

②バスタオルの両端は左右の大転子部を覆うように置く。

③椅子とタオルの間で滑り，ずれが生じる場合には椅子の座面に滑り止めシートを敷く。

図3 ポジショニングの具体例

椅子全体像正面

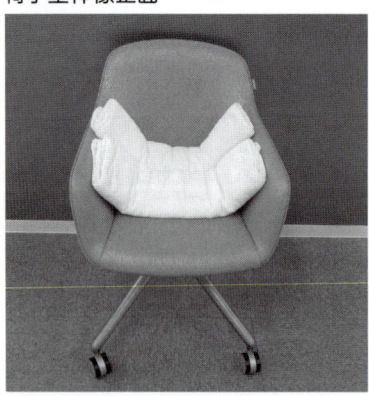

介入後座位姿勢（前額面）

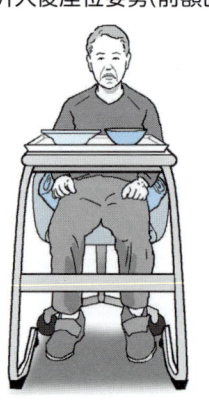

■チェックポイント❶バスタオルの設置手順

図4の①から③の順にバスタオルを形成する。

・バスタオルは3枚準備する。2枚は長辺を二つ折りに，1枚は長辺を三つ折りにする。

・タオルを左右から中央へ向けて折る（図4①）。

- タオルをさらに半分に折る（図4 ②）。
- タオルの形が崩れないよう，今回は全体をタコ糸で結んでいる。
- 図5 の①から③のようにバスタオルを設置する（前下がりのなだらかな傾斜をつける）。
- 太めのタオルを座面の後方へ設置する（図5 ①）。
- 太めのタオルの上に細めのタオルを奥のラインに合わせて積む（図5 ②）。
- 太めのタオルを細めのタオルの手前のラインに合わせるように積む（図5 ③）。

図4 バスタオルのたたみ方

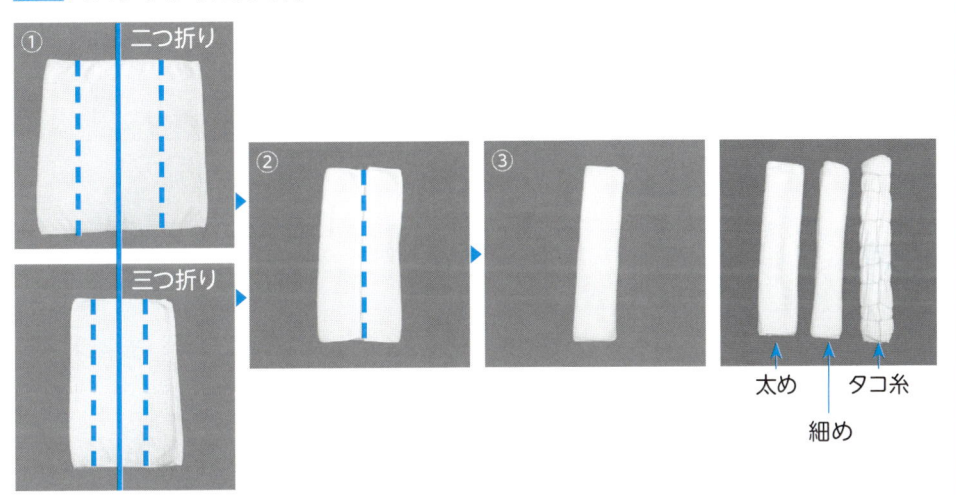

図5 バスタオルの設置方法

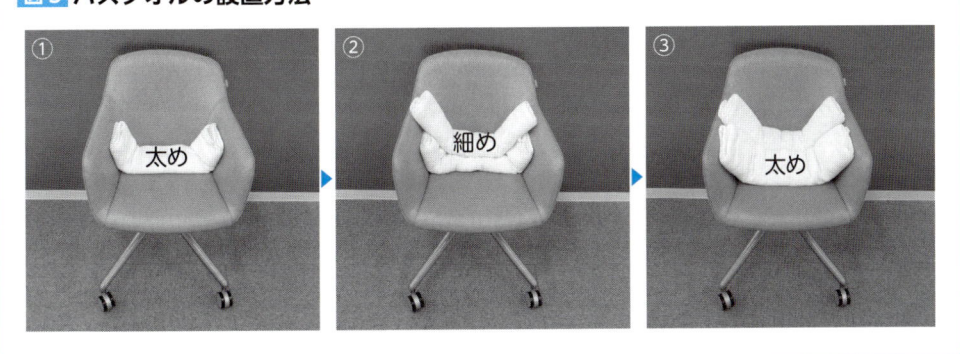

❙チェックポイント❷ 傾斜の角度について

患者の姿勢保持能力により，バスタオルの厚さを調整することで患者に適した傾斜にセッティングする。
傾斜が大きすぎると骨盤は前傾しやすいが，患者にとっての姿勢保持が過度に努力的となり，腰背部の
筋の緊張を高め腰痛の原因となる。傾斜が小さすぎると骨盤の前傾運動を促すことが不十分となる。
適切な傾斜により，接触面積を拡大させることができ，安定性が得られやすくなる。

■チェックポイント❸ 姿勢保持について

骨盤を前傾し，体幹を伸展させた姿勢を保持することは，患者にとってより筋活動を必要とする側面がある。背もたれにもたれた状態での休息と，体を起こした状態での摂食活動を適度に組み合わせて行うことが実用的である。

ポジショニングの解釈

■座面に使用するバスタオル

患者の座位保持能力

介助，誘導により骨盤を前傾させ，下部胸椎以下の体幹を伸展位に保持する能力はあるが，意識と努力が必要となっている。修正された姿勢の保持は一時的なものであり，座位での活動，座位保持時間の経過とともに屈曲方向へ引かれ，元の姿勢へ戻ってしまう。

タオルの座面部分

高低差により患者の自発的な骨盤の前傾方向の動きを促している。

患者は骨盤を後傾位から前傾させてくることが可能となり，円背姿勢は改善し体幹の支持性・安定性の改善へつながった。上部胸椎の屈曲は骨性の ROM の制限の影響が強く，立ち直り反応として伸展方向への動きを引き出すことができなかった。

タオルの側面部分

股関節を内外旋中間位に近い状態へ修正し，骨盤を前傾させる働きをもつ腸腰筋が活動しやすい状態を作った。股関節の安定性の改善は骨盤，体幹の安定性の向上へつながる。

不良姿勢と嚥下障害の解釈

■姿勢異常と嚥下障害

患者はパーキンソン病に典型的な姿勢異常（円背）を呈している。前傾，前屈姿勢には屈筋群優位の筋強剛と体幹伸展筋群の筋力低下，胸椎の ROM 制限に加え，後方重心となる姿勢を保持するための代償的な筋活動の影響が背景にあると考えられる。その筋活動として，後頭下筋群，肩甲挙筋，僧帽筋上部，胸鎖乳突筋，斜角筋，大胸筋，小胸筋，大円筋，広背筋などの緊張が高くなり，頭頸部，肩甲骨，肩関節とも運動の自由度が低下していると解釈できる。

パーキンソン病の摂食嚥下障害の特徴（不良姿勢との関連が予測されるものを記載）として，準備期では上肢の筋強剛，口腔期では舌運動や咀嚼運動の障害，咽頭期では嚥下反射の遅延や誤嚥，喉頭挙上の減弱，首下がり，頸部の筋強剛による咽頭・喉頭運動障害[1]などが挙げられている。患者は上部頸椎が伸展位となることで頸部の前面に位置する舌骨下筋群が伸張され，舌骨が下方に引かれてしまう状況にある。舌骨を下制することで連結する顎二腹筋が下顎を後退させてしまう。舌骨を下制させることにつながる姿勢調節異常は，舌全体を引き込み，舌の運動性を制限することにつながる[2]。このことが食物を取り込む際の開口，咀嚼，食塊形成や送り込みに影響していると考えられる。また嚥下時に舌骨の挙上が妨げられることで喉頭挙上の運動範囲が小さくなり，嚥下反射が起こるタイミングにずれが生じることが予測され

る。結果的に喉頭蓋閉鎖は不十分となり，誤嚥のリスクが高くなっている。患者は骨盤後傾，円背姿勢により胸郭の運動性が制限され，誤嚥した際に食塊を喀出することが難しい場面もみられる。

■姿勢異常と上肢操作

　食事の自力摂取には箸，スプーンなどを操作する手指の巧緻性や上肢の協調運動が必要となる。上肢の操作には体幹，肩甲骨の支持性と運動性が必要となる[3]。患者は骨盤が後傾位をとることで体幹腹筋群の活動が得られにくく，肩甲帯は上肢の操作を保証するだけの支持性を提供できていない。筋活動でみると，胸郭の形状の変化と肩甲骨の位置の変化により，前鋸筋・僧帽筋は活動しにくい状況にあり肩甲骨は安定性を失っている。さらに姿勢保持のため，頭頸部，胸郭，肩甲骨および上腕骨の連結，運動にかかわる僧帽筋，肩甲挙筋，大・小胸筋，広背筋，大円筋などの筋の緊張が高くなっている。これは食物に手を伸ばす，食物を口に取り込むといったリーチ動作に必要な肩関節の屈曲，外転，外旋方向の動きの制限につながっている（図6 ①）。

　前腕の動きに注目すると，箸を使って食物をつまむ動作では回内方向の，食物を口に取り込む際には回外方向の動きが必要となる。患者は筋強剛の影響により筋の粘弾性に低下があり前腕，手関節の動きが制限されている。それに加え，前腕の動きを補う肩関節の代償運動を得ることも難しく，食器の中の食物を箸でつまむ際には右手で食器を傾け，食物を箸先に合わせている（図7 ①）。また口へ取り込む際には肩甲骨を挙上させ，頭部の前方突出が強まる様子が観察されている。前腕は中枢側の支持性の低下により過剰な同時収縮が起き，さらに運動範囲が狭くなっていたと考えられる。

　患者の箸の開閉を行う際に必要な手指の巧緻性は保たれており，このような代償のなかで摂食動作を行わなければいけない状況が，食べこぼしにつながっていると考える。

図6 口への取り込み

①ポジショニング前　　　　　　　　　　　　②ポジショニング後

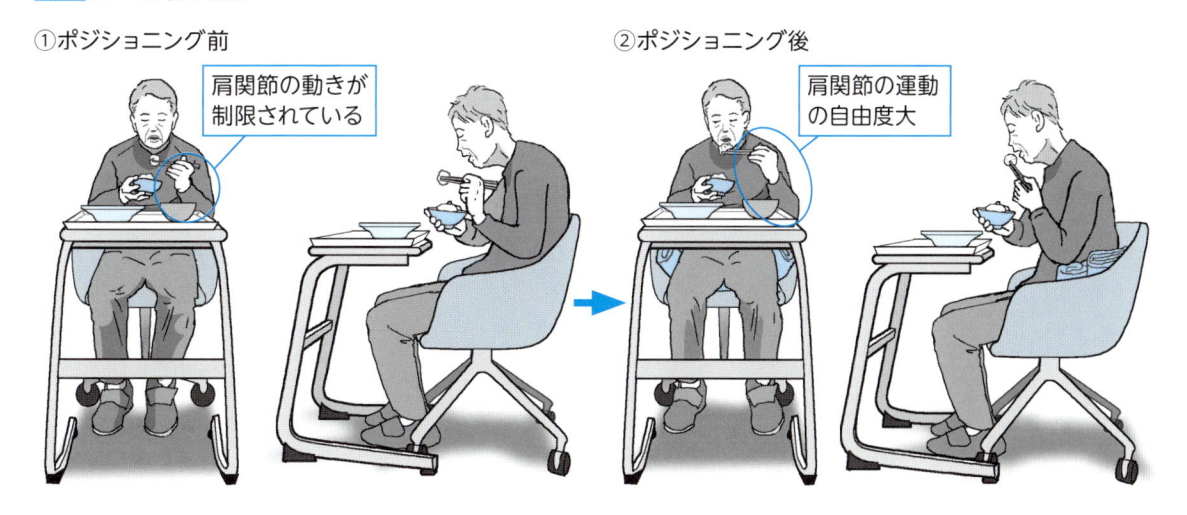

肩関節の動きが制限されている

肩関節の運動の自由度大

第3章

69

ポジショニングの効果

本症例では代償的な姿勢調整の部分に対してアプローチを行った。

患者は随意的に骨盤を前傾させることが可能となり，骨盤，体幹，頭頸部，肩甲骨，肩関節の位置関係が修正された。体幹の筋活動が得られやすくなり，体幹，肩甲帯の支持性が改善し，頸部や肩甲骨，肩関節は運動の自由度を得られている。

嚥下筋は姿勢保持への関与が減り，より嚥下活動に参加しやすい状況となった。下顎，舌，舌骨，喉頭の動きに改善がみられることは，むせの頻度を減らすことにつながっている。

上肢操作への効果として下記の点が挙げられ，食べこぼしの軽減につながった。

・頭部を屈曲させ，箸でつかんだものを見ることができている。

・食物の取り込みの際，体を前へ移動させ食物を迎えにいくことができるようになった。

・食物を口に取り込む際，肩の外転・外旋方向の動き，前腕の回外の動きがあるため箸先が口に向かいやすく，取り込みがしやすくなっている（図6 ②）。

・皿にある食材を箸でつまむ際に，前腕回内の動きで箸先を食材に合わせやすく，結果的につまみ上げの際の失敗が減少した（図7 ②）。

パーキンソン病の摂食嚥下障害は，姿勢の改善だけでは解決が難しい部分も多い。しかし，できる限り長い期間，安全に食事を楽しめる状態を保つため，個々の患者の状態に合わせて環境面に工夫を凝らすことは重要である。

図7 箸操作

①ポジショニング前　　　　　　　　　　　　　②ポジショニング後

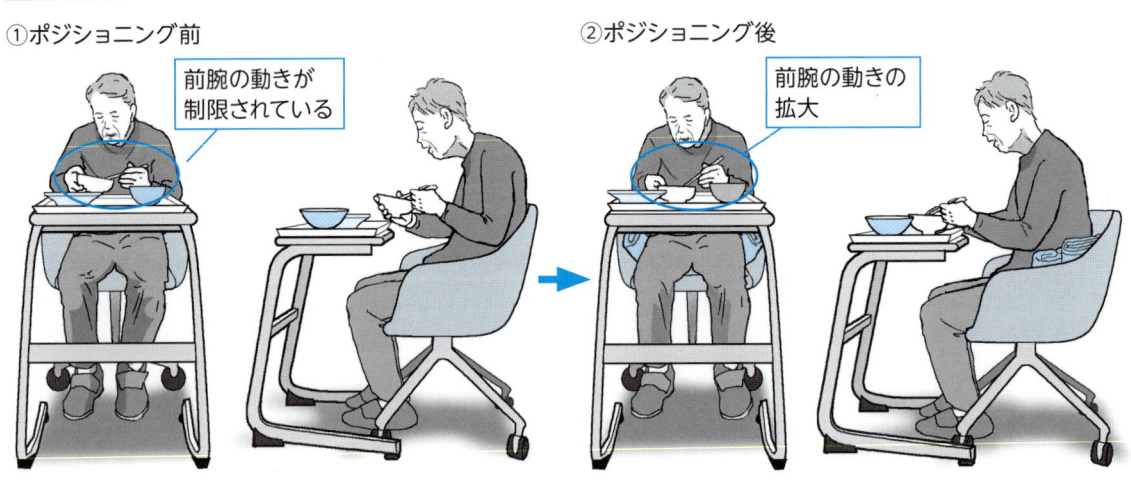

前腕の動きが制限されている

前腕の動きの拡大

引用文献
1) 野崎園子：パーキンソン病の摂食・嚥下障害. 医療，61(2): 99-103，2007.
2) 内田　学：脳卒中患者の姿勢調節障害. 姿勢から介入する摂食嚥下 脳卒中患者のリハビリテーション（森若文雄 監，内田　学 編），80-97, メジカルビュー社，2017.
3) 内田　学：脳卒中患者に対する姿勢調整と嚥下練習の意義. 姿勢から介入する摂食嚥下 脳卒中患者のリハビリテーション（森若文雄 監，内田　学 編），98-112, メジカルビュー社，2017.

自己摂取者に対するポジショニング

食べ物が落ちていかない感じがする
（食塊の通過障害の疑い）

徳永典子

ポジショニング介入例

1）症例情報：70歳代，女性

　　診断名：パーキンソン病　発症後14年経過

2）身体所見

　　Hoehn & Yahr の重症度分類：Stage Ⅲ

　　MDS-UPDRS Part Ⅲ：36点

　　筋緊張：右側優位，屈筋群優位，中枢側優位の筋強剛を認める。

　　筋短縮：右腹直筋，腹斜筋，胸鎖乳突筋，斜角筋群に短縮がある（徒手的に伸張性の改善を認めるレベル）。

　　ROM：頸椎回旋・左側屈，頭部屈曲，体幹伸展，股関節伸展に軽度の制限がある。

　　筋力（MMT）：左右の股関節伸展筋群4

　　　　　　　　筋出力は右優位に低下している。

　　ADL：自立

3）摂食機能

　　右手で箸を使用し自力摂取（食べ物が落ちていかない感じがしたときは食事の途中で仰向けに寝て体を伸ばし，その後食事を再開し少量ずつ食べるようにしている）。

⚠ 摂食・嚥下機能の問題点

・患者は「飲み込んだ食べ物が落ちていかない感じがする」と訴える。

・食事の途中で仰向けに寝ることが必要になっている。

・体軸は右へ傾き，摂食行為に必要な体幹の支持性，運動性は低下している。

　→不安定な座位姿勢のなかで食物を自力摂取している。

　→頭頸部・体幹は右側へ傾き，嚥下関連筋の協調運動が行いにくい状況である。

　→顎関節，口腔内の水平を保てず咀嚼，舌の運動効率に支障をきたしやすい状況である。

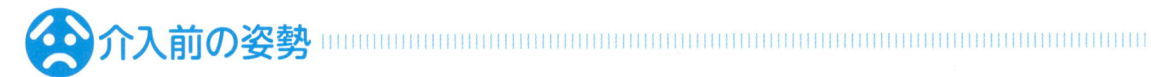
😞 介入前の姿勢

図1 介入前の座位姿勢

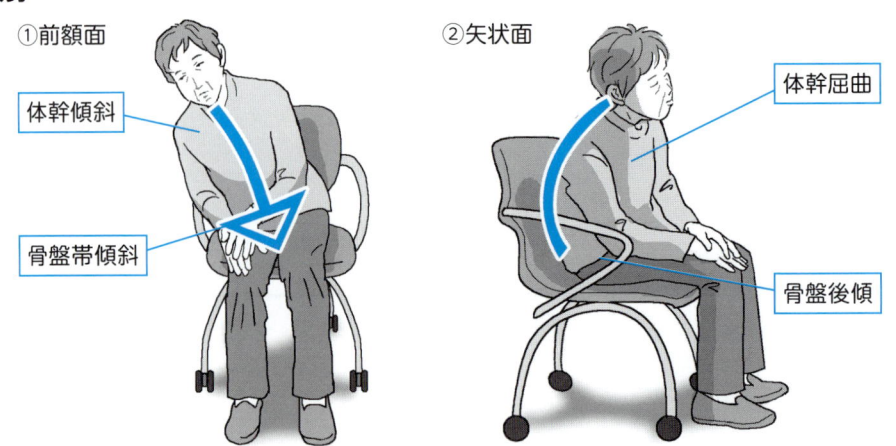

①前額面
- 体幹傾斜
- 骨盤帯傾斜

②矢状面
- 体幹屈曲
- 骨盤後傾

■ 姿勢の問題点（図1）

- 筋強剛，筋短縮，筋出力に左右差があり，体は右へ傾き，骨盤，体幹の正中位を保つことが難しい。
- 骨盤帯が右側へ傾き，左の殿部は座面から浮いた状態のため支持基底面の狭い不安定な座位姿勢となっている。
- 骨盤の後傾により体幹は屈曲し，体幹の腹側筋が活動しにくい状態。支持性の低下につながっている。
- 体幹，頭頸部の傾きにより，舌骨筋群などは姿勢保持に関与し嚥下筋の活動が制限される。
  舌骨筋群の働きが制限されることで食塊形成と送り込みに必要な舌運動，嚥下に必要な喉頭挙上に支障をきたしやすい。
- 体軸の認識にずれがあり，姿勢を正中位に自己修正することは難しい。

😀 介入後の姿勢

図2 介入後の座位姿勢

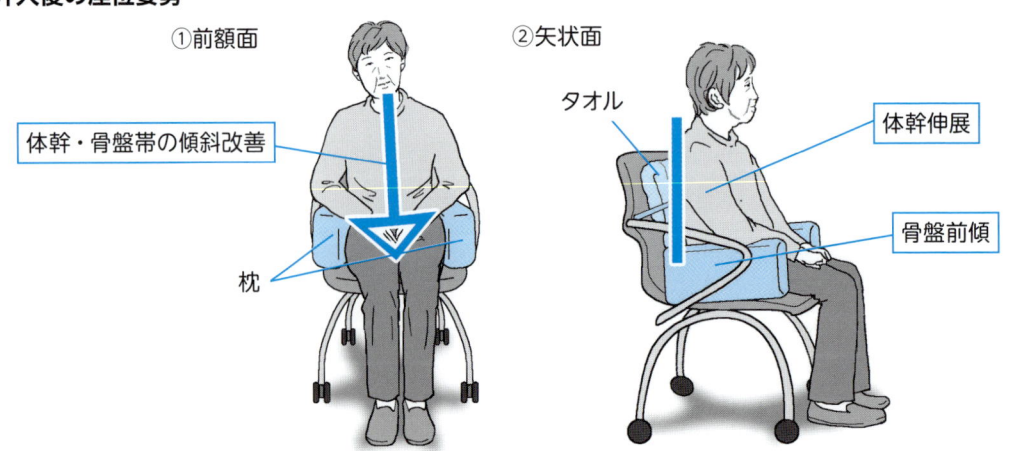

①前額面
- 体幹・骨盤帯の傾斜改善
- 枕

②矢状面
- タオル
- 体幹伸展
- 骨盤前傾

■ 姿勢の改善点（図2）

- 体幹の屈曲，右傾姿勢は改善され対称的な姿勢となった。
- 骨盤を前傾させることができ，体幹腹側筋の活動を得やすい状況となった。それに伴い体幹の支持性は

向上している。

・骨盤帯の傾斜が改善され，支持面は広く座位姿勢の安定性を得やすくなった。

・頭頸部の傾きは少なくなり，口腔内は水平位に近い状態，顎関節の軸の傾きも修正された。アライメントの修正により顎関節，舌の運動の改善へもつながった。

📘 ポジショニングの方法

①クッション性のある枕（チェックポイント❶参照）を2つ，骨盤を側方から挟みこむように設置する。

②背中に棒状にたたんだバスタオルを2本入れる（バスタオルのたたみ方はチェックポイント❷参照）。

　1）バスタオルは端から 1/3 程度で折り返し，バスタオルの上部に厚みを作る。

　2）脊柱を中心に左右対称，左右の肋骨の背側面に接触するように設置する。

③バスタオルを椅子の背もたれにゴムバンドなどで固定する。

図3 ポジショニングの具体例

椅子全体像正面

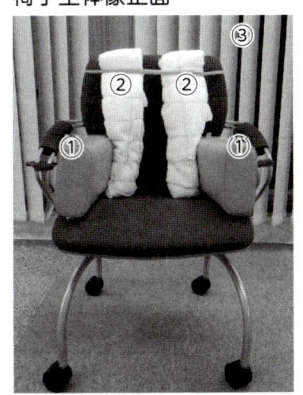

介入後座位姿勢（前額面）

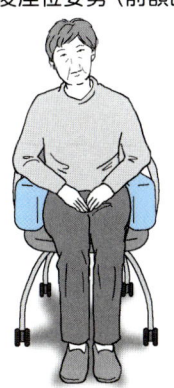

チェックポイント❶ 枕について

今回は診察台などで使用されるウレタン素材の枕を使用している。

・枕の高さ：骨盤を覆う程度の高さがあるとより安定性がある。最低限大転子の上までの高さが必要。

・枕の厚み：骨盤を左右から固定し，安定させることができるよう，適度な圧（窮屈すぎず，心地よいホールド力）がかかる厚みが望ましい。弾力のある素材だと立体的な形の骨盤側面にフィットしやすい。患者本人に安定感，圧迫感を確認し適度な圧となるように調整する。

・枕表面の素材：自力で骨盤の前後傾の動きを起こせるよう，滑りのある素材が望ましい。

チェックポイント❷ バスタオルのたたみ方

図4 の①から③の順にタオルを折りたたむ。

・バスタオルは2枚準備する。長辺を三つ折りにする。

- タオルを左右から，中央へ向けて折る（図4①）。
- タオルをさらに半分に折る（図4②）。
- タオルの形を保つためタコ糸を巻くように結んで使用。

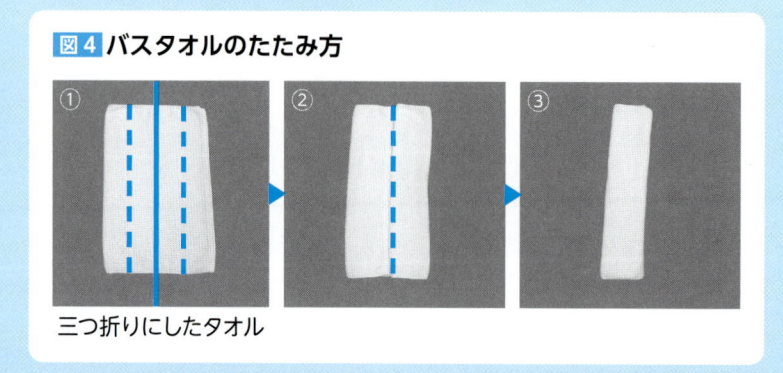

図4 バスタオルのたたみ方

① 三つ折りにしたタオル　②　③

チェックポイント❸バスタオルの厚み

患者に合わせて使用するタオルの大きさ，折る回数などで調整する。薄すぎると体幹のサポート力は低下し，厚すぎると過度に体幹を押し出したり，過度に胸椎を伸展させることなどにつながり，姿勢が不安定となる。

チェックポイント❹バスタオルの設置

- バスタオルの設置箇所：胸郭を背側面から支えられるよう，脊柱を中心に左右対称に配置。脊柱にはかからないようにし，肋骨彎曲が強くなる前までの部分に設置する（図5①）。
- バスタオルの折り返し：胸椎の高さの彎曲部分をサポートできるように折り返す。目安としてタオルの長さ約1/3程度（図5②）。

図5 バスタオルの設置

①バスタオルの設置位置

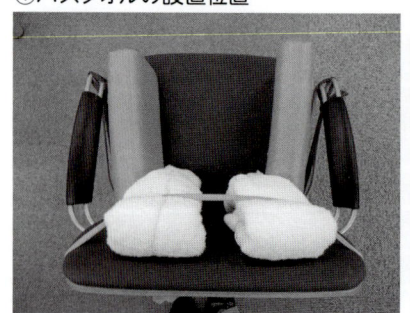

②バスタオルの折り返し

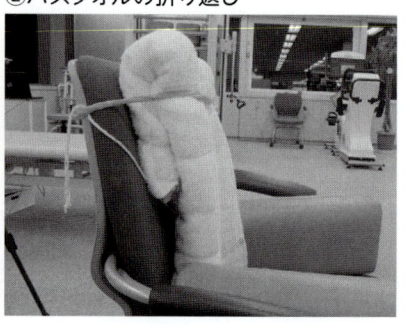

ポジショニングの解釈

■骨盤を挟む枕

座位姿勢における問題として体幹の屈曲，右側屈が挙げられる。右側に傾き体幹が屈曲する状態は右優位・屈筋群優位の筋強剛と，腹直筋・腹斜筋の筋短縮も影響していると考える。この体幹の傾きを制動するように脊柱起立筋群，腰方形筋は常に緊張を高め，左の骨盤を引き上げてしまうと解釈できる。骨盤帯の傾きは，右側の殿部後方のみで体の重さを支える状況を作り，姿勢の不安定さを増強してしまう。

今回は枕で骨盤を側面から挟み込むように圧をかけ，枕ごと骨盤を座面に対して水平位を保てるようにサポートした。枕を設置する際には骨盤が後傾位とならないよう，椅子に深く腰掛け坐骨結節と大腿後面で体の重みを支えられるよう意識する。

■背面に使用するバスタオル

患者は背もたれのある椅子を使用しているが，もたれることはできず，内部固定を強めることで，上肢のリーチなど重心の移動を伴う活動を行っている。その結果，体幹の右側，屈曲方向への引き込み，頭頸部の右傾，右肩甲帯の屈曲固定がさらに強まっていると思われる。

体幹は丸みがあり左右に転がりやすい不安定な形とも捉えられる。今回は凸部分の脊柱をはずし，体幹を左右からタオルで支えることで転がる不安定さを解消している。また運動性を阻害しないよう，体幹後面の全体を覆わないようにした。タオルの折り返し部分は胸椎部分の前彎に沿うように厚みを作った。タオルを介して患者はもたれることが可能となり，身体と外部との接触面が増え，座面と背部の2面から安定性を得ることができるようになった。

患者からは「まっすぐがどこかわからない」との発言が聞かれ，他覚的な正中位は患者にとって左側に傾いていると認識されていた。体軸の認識にずれが生じていると考えられる。背面のタオルは知覚入力の手がかりにもなり，患者はタオルに体を合わせることで，体幹の伸展と左右対称な姿勢を作ることが容易になった。

食事は体が前に向かう活動のため，体を背もたれから起こす場面が頻回に必要になる。体を起こした際に姿勢は崩れるが，患者がそれに気付いた際にタオルを使って姿勢を修正できる環境となっている。

不良姿勢と嚥下障害の解釈

体幹，骨盤帯の傾きにより左右非対称の不安定な姿勢となっている。頭頸部は頸部の屈曲を伴いながら引き込まれるように右へ傾き，嚥下筋は姿勢保持筋としても作用している。頭頸部の傾きと回旋は嚥下筋の位置，筋長の左右対称性も崩し，筋活動の協調性，運動の効率性は低下している。

顎関節は，関節窩が関節頭の長短両軸の周りに動く楕円関節であり，左右の両関節面が均等な位置にあるときに最も円滑に運動が行える[1]が，患者は頭頸部の傾きにより下顎と上顎の位置関係にずれが生じている。そのため食物の取り込み時の開口，効率の良い咀嚼運動が阻害されていると考えられる。

患者の訴えである「食べ物が落ちていかない感じ」については咽頭期における食道入口部の開大不全が疑われる。軽度から中等度のパーキンソン病患者の嚥下障害の特徴を検討した研究では，31例中，咽頭期は28例，口腔期は19例，食道期は15例（食道入口部の開大不全による上部食道での通過障害），準備期は1例で障害[2]がみられている。患者は，食べ物が落ちていかないと感じたときには仰向けになり

体を伸ばした後，少量ずつ食べる工夫をしていた。このことから，食事の自力摂取に伴い体幹，頭頸部の傾きが徐々に強まり（図6①），食道入口部は十分に開大できない状態となり，食塊の通過障害が起きていることが予測される。嚥下時には，まず，閉口筋群により下顎が固定され，舌骨上筋群の収縮が起こると舌骨と舌骨に吊るされた喉頭が下顎骨へ向かって，前上方へ挙上する。その後，甲状舌骨筋の筋活動が加わり，舌骨甲状間隙が短縮すると，嚥下時の喉頭の挙上が最高位に達するので，輪状咽頭筋の弛緩とともに食道入口部の開大が得られる[3]とされる。患者は不安定な左右非対称の姿勢をとっており，舌骨筋群が協調的に働きにくく喉頭の前上方への動きが阻害され，食道入口部の開大不全が起きていることが考えられる。

図6 食事中の姿勢

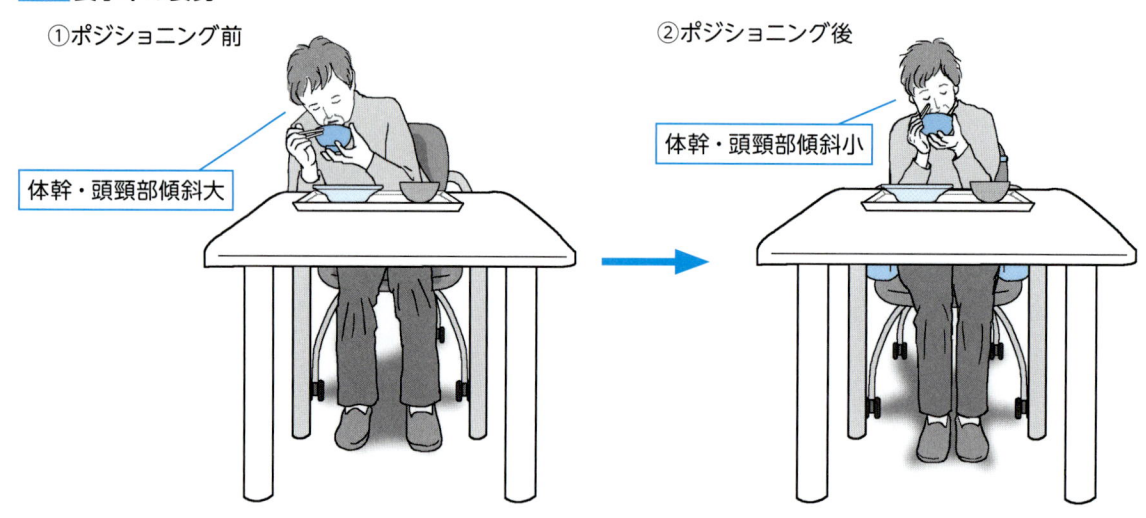

①ポジショニング前　　　　　　②ポジショニング後

体幹・頭頸部傾斜大　　　　　　体幹・頭頸部傾斜小

ポジショニングの効果

　左右の殿部で体の重さを支えることが可能となり，体幹を正中位に保持する基盤を作ることができた。体幹は伸展し右傾姿勢は改善されている。支持基底面が広がり，重心位置がその中央に位置することで，食事動作に伴う重心を移動できる範囲も広がり，内部固定を強めることなく活動が行えるようになった。体幹と頭頸部の位置関係，頭頸部の傾きは修正され，嚥下筋は姿勢保持の役割から解放されている。舌骨筋群は協調的に働きやすく，食塊の移送がスムーズに行われる準備ができた（図6②）。

　パーキンソン病の姿勢異常はポジショニングで解決することは難しい。しかし二次的に強まる不良姿勢には対応できる部分があり，患者が食事を楽しむ余裕をもつことができるよう，個々に応じた環境調整を最大限工夫する必要があると思われる。

引用文献　1）内田　学：脳卒中患者の姿勢調節障害．姿勢から介入する摂食嚥下 脳卒中患者のリハビリテーション（森若文雄 監，内田　学 編），80-97，メジカルビュー社，2017.
　　　　　2）三枝英人：舌骨上筋群の解剖．耳鼻咽喉科展望，53(4): 246-253, 2010.
　　　　　3）日指志乃布，ほか：パーキンソン病における嚥下障害．臨床神経，56: 550-554, 2016.

自己摂取者に対するポジショニング

むせ込みの弱い努力性の食事動作
（前ずりと体幹の側屈が目立つ）

寺内知香

ポジショニング介入例

1）症例情報：70歳代，女性

診断名：パーキンソン病　発症後20年経過

既往歴：レビー小体型認知症，硬膜下血腫，脳梗塞（右後頭葉），左大腿骨頸部骨折

2）身体所見

Hoehn & Yahr の重症度分類：Stage Ⅴ

無動：仮面様顔貌あり

筋緊張：歯車用強剛なし，鉛管様強剛あり

協調性：安静時振戦なし

自律神経症状：起立性低血圧，便秘

感覚検査：精査困難

深部腱反射：左上腕二頭筋腱亢進

ROM：頸部，両肩関節，左股関節，右足関節に制限あり。

ADL：中等度介助レベル，座位保持では前ずり・体幹左側屈を呈しており不安定性が目立つ。

摂食・嚥下機能の問題点

・食形態：嚥下食4（学会分類2013），水分はとろみなし。

・食事は車椅子使用。前ずり・体幹左側屈が目立ち，時間が経つにつれ著明にみられる。

・自力摂取可能であるが，介助を求めることが多い。

・上肢動作は努力性で食べこぼしが多い。

・右上肢使用時，体幹左側屈増悪。

・食塊形成・送り込みに時間を要する。

・食欲はあるが，全量摂取できないことが多く，体重減少・栄養値低下あり，栄養補助食品を併用。

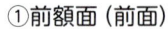## 介入前の姿勢

図1 介入前の車椅子座位姿勢

①前額面（前面）　　②前額面（後面）　　③矢状面

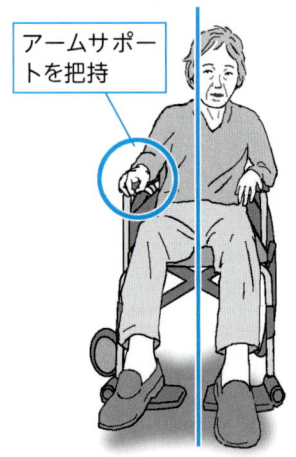

アームサポートを把持

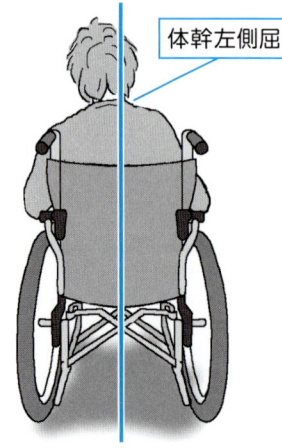

体幹左側屈

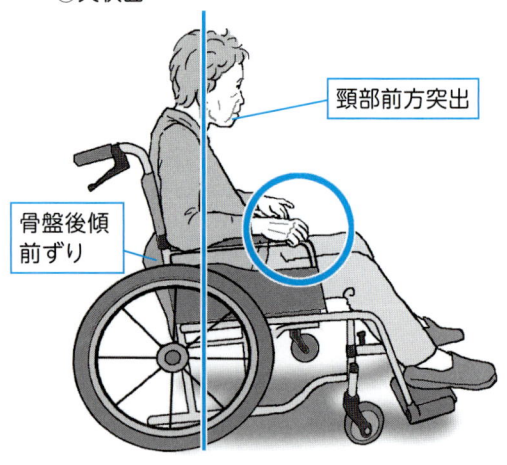

頸部前方突出

骨盤後傾
前ずり

■ 姿勢の問題点（図1）

・フットサポートが遠く足部を前方へ投げ出すような姿勢である。

・骨盤後傾位で前ずりしており体幹が左側屈となっている。自力での修正は困難である。

・脊柱が軽度円背である。

・頸部は前方突出位である（頭部伸展・頸部屈曲）。

・右手でアームサポートを力強く把持する。

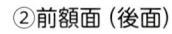## 介入後の姿勢

図2 介入後の車椅子座位姿勢

①前額面（前面）　　②前額面（後面）　　③矢状面

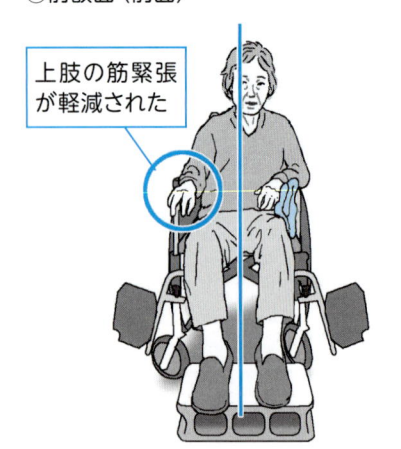

上肢の筋緊張が軽減された

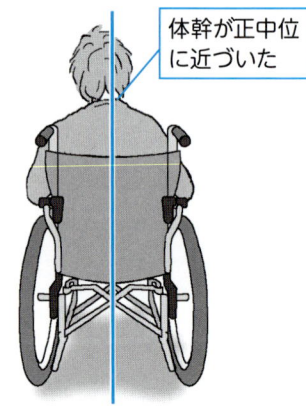

体幹が正中位に近づいた

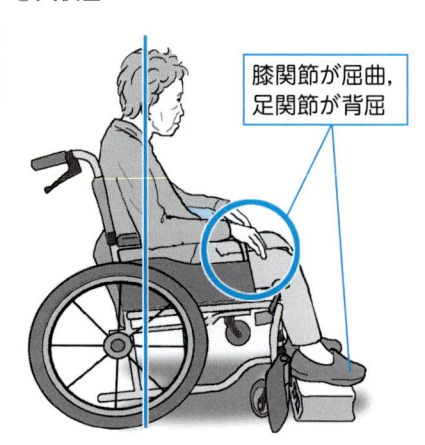

膝関節が屈曲，足関節が背屈

図3 介入前後での座圧の違い

介入前

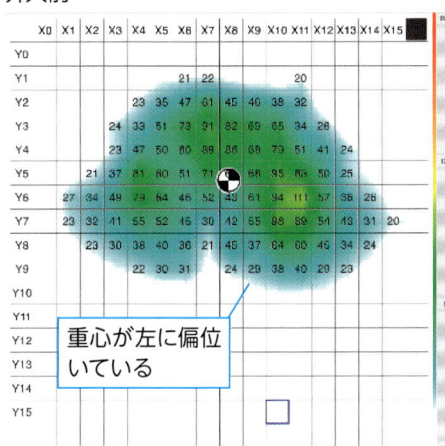

重心が左に偏位
いている

介入後

圧が分散された

■姿勢の改善点（図2，3）

・足底の接地面が広がった。

・介入前に比べ膝関節が屈曲・足関節が背屈するようになった。

・骨盤後傾位の減少に伴い，前ずりが軽減した。

・左側屈していた体幹が正中位に近くなった。

・アームサポートを強く把持していた上肢の筋緊張亢進が軽減した。

・過度な頭部伸展・頸部屈曲が軽減した。

・座圧：左偏位していた重心が，殿部の中央になり圧が分散された。

📖 ポジショニングの方法（図4）

①フットサポートをはずし，足台を入れる。

②折りたたんだバスタオルを体幹の左側に入れる。

③バックサポートの背張りを緩ませる。

図4 ポジショニングの具体例

台の位置　　　　　　タオルの位置　　　　　背張りの調整

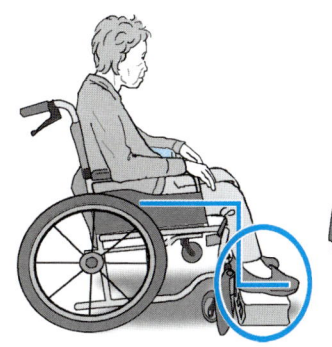
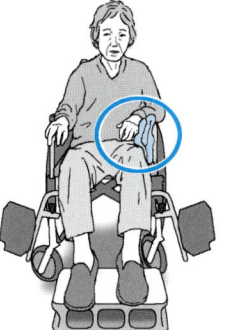
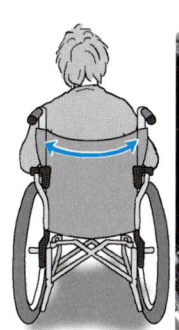
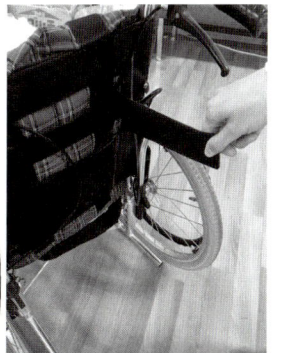

▌チェックポイント❶：足台の高さと位置

・足底全体が台に接地し，膝関節屈曲90°となるような高さや位置に調整する。

・台を使用しない場合や台が低すぎる場合，足底が浮き，台に足を着かせようとして骨盤が後傾する（図5 ①）。台が高すぎると大腿後面が座面から浮き，股関節が外転・外旋，骨盤が後傾する（図5 ②）。

・台の位置が近すぎても遠すぎても，足部の支持性が得られず，骨盤が後傾し前ずりする。

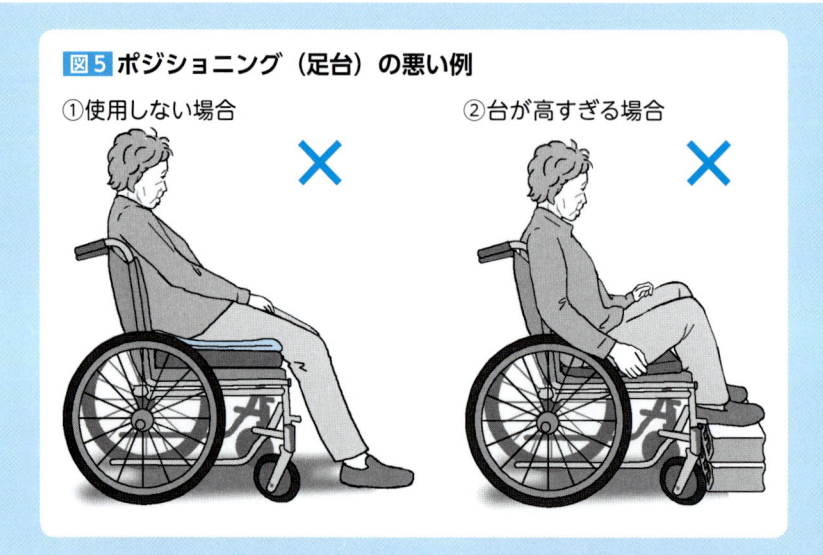

図5 ポジショニング（足台）の悪い例

①使用しない場合　　　　　②台が高すぎる場合

▌チェックポイント❷：バスタオルの厚さ調整

・体幹や頸部が正中位になっていることを確認しながら厚さを調整する。厚すぎると骨盤が反対方向へ押され，さらに側屈を強くする要因となる（図6）。

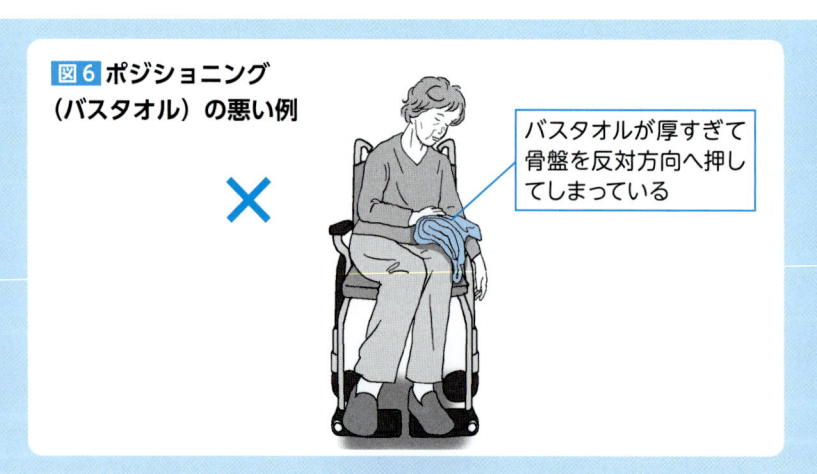

図6 ポジショニング（バスタオル）の悪い例

バスタオルが厚すぎて骨盤を反対方向へ押してしまっている

▌チェックポイント❸：バックサポート（背張り）の張りの調整

・円背の強さに合わせてバックサポートを緩ませる。張りが強いと胸部がバックサポートにより前に押し出され，前のめりの姿勢になる。張りが緩すぎると体幹屈曲を強める要因となる。

ポジショニングの解釈

■足台

・半腱様筋，半膜様筋，大腿二頭筋（以下，ハムストリングス）はそれぞれ坐骨結節と下腿を連結し，股関節の伸展と膝関節の屈曲に作用する二関節筋である[1]。そのため，車椅子座位時に足部が前方に位置すると膝関節伸展に伴いハムストリングスが伸張されることで，骨盤が後傾し前ずりしてしまう。さらに，前ずりにより脊柱後彎姿勢となるため，頸部屈曲を引き起こし，視線が下がる。視線を戻そうと頭部を過度に伸展させる。

・足台を入れたことで足底の接地面が広がり，足部の支持性向上が前ずりを予防する。また，ハムストリングスを弛緩させることで骨盤後傾位が軽減され，頸部・体幹が正中位に近くなることで頭部の過度な伸展を防ぐことができる。

■タオル

体幹を正中位へ戻そうと両手でアームサポートを把持することにより，上肢全体の筋緊張が亢進する。側屈している左側にタオルを入れることで体幹が正中位に近くなり上肢の筋緊張亢進が軽減する。また，右上肢使用による左側屈の防止にもなる。

■バックサポートの背張り

脊柱が円背であると，バックサポートの背張りが強いことにより，胸部が前方へ押され前のめりの姿勢になる。また背部の両側に隙間ができ，側方へ倒れやすくなる。背張りを緩めることにより前のめりを防ぐことができ，両側の隙間が狭まったことにより体幹の側屈が軽減する。

不良姿勢と嚥下障害の解釈

■咳嗽力（むせ込み）の低下

骨盤が後傾し体幹が屈曲すると，腹部が押しつぶされた状態になる。呼気筋群が働きづらくなり咳嗽力，つまりむせ込みが弱くなる。そのため，食塊が喉頭に侵入した際にむせ込みが弱く，不顕性誤嚥により誤嚥性肺炎をきたす危険性が高い。

■舌の動きの低下

頸部前方突出位（頭部伸展・頸部屈曲）では，胸骨舌骨筋や肩甲舌骨筋が伸張され舌骨を後下方へ引き下げることとなる。舌骨は下制させられることで連結する顎二腹筋が下顎を後退させてしまう。舌骨を下制させることに繋がる姿勢調節異常は，舌自体を後方に引き込むため，舌の前後左右，そして上下方向の運動性を制限してしまう[2]。これにより食塊の形成・送り込みに時間がかかる。食事時間を長く要すると，疲労により舌の機能はさらに低下する。

さらに，体幹屈曲により腹部が押しつぶされた状態であると，横隔膜による腹式呼吸が抑制される。横隔膜呼吸の抑制により，機能しにくい横隔膜の代わりに呼吸補助筋である胸鎖乳突筋が胸郭を持ち上げようと過剰に働く。しかし胸鎖乳突筋は頸部屈曲・頭部伸展に作用するため，頸部前方突出位を強める。

■上肢の協調性低下

　上肢の運動では，肩関節を挙上する際，肩甲骨を胸郭上で運動させながら安定させなければならない。肩甲骨を動かすためには，体幹の安定性が必要である。しかし骨盤が後傾し前ずりの姿勢であると腹部の筋力を発揮しづらく，体幹が不安定となり，上肢の協調性が低下する。

　上肢の協調性が低下すると努力性の食事となる。食事動作にエネルギーを消費し，疲労により食欲が低下する。また，協調性低下により食べこぼしが増える。食べこぼしの量によっては1日に必要な摂取エネルギー量を摂取できず，体重減少・低栄養につながる。さらに，食べこぼしが多いとストレスとなり，食事に対する意欲の低下にもつながる。

ポジショニングの効果

■嚥下造影検査（VF）上での違い

　ポジショニングなし・ありそれぞれにおいて嚥下造影検査（video fluorography；VF）を行い比較した。ポジショニングなしでは，①喉頭蓋谷に残留，②食道への通過がスムーズでなく梨状陥凹へ貯留，③嚥下反射の惹起・遅延，の3つの問題がみられた（図7①）。ポジショニングの介入で①②は改善がみられた（図7②）。これはポジショニングにより頸部の前方突出が改善され，喉頭を十分に挙上できるようになったことにより，残留が減少し食道へスムーズに流れるようになったためである。また，頸部の角度が垂直に近くなり重力により食道へ流れやすくなったためでもある。③はポジショニングの有無にかかわらずみられた。馬場によれば，パーキンソン病では，舌運動障害，咀嚼機能低下による食塊の咽頭腔への送り込み障害（口腔期障害），喉頭挙上遅延，嚥下反射の遅延，喉頭閉鎖不全（咽頭期障害）などにより，誤嚥をきたすことが判明した[3]と述べられている。そのため，嚥下反射の惹起・遅延の原因の1つとしてはパーキンソン病による機能低下が考えられる[3]。

図7 VFの比較

①ポジショニングなし　　　　　②ポジショニングあり

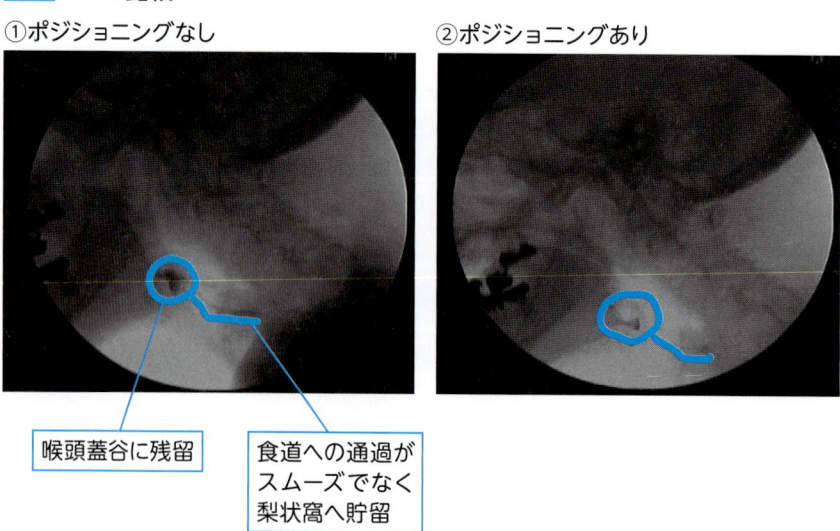

喉頭蓋谷に残留

食道への通過がスムーズでなく梨状窩へ貯留

■咳嗽力の違い

peak flow meter を用いて咳嗽力を測定し比較した。ポジショニングなしでは 120L/ 分，ありでは 140L/ 分であった。ポジショニングにより骨盤後傾位・体幹屈曲が軽減したことで呼気筋群が働きやすくなり咳嗽力の向上がみられたと考える。

■舌圧の違い

ポジショニング介入なし・ありそれぞれにおいて，最大舌圧を測定した。介入なしでは 6.4kPa，介入ありでは 9kPa であった。ポジショニングにより頸部前方突出位が軽減し舌の動きが改善したことで，舌圧の向上がみられたと考える。

引用文献
1) 内田　学：脳卒中患者に対する姿勢調節と嚥下練習の意義．姿勢から介入する摂食嚥下 脳卒中患者のリハビリテーション（森若文雄 監，内田　学 編），p.110, メジカルビュー社，2017.
2) 内田　学：脳卒中患者の姿勢調節障害．姿勢から介入する摂食嚥下 脳卒中患者のリハビリテーション（森若文雄 監，内田　学 編），92-93，メジカルビュー社，2017.
3) 馬場元毅，鎌倉やよい：深く深く知る 脳からわかる摂食・嚥下障害，p.64, 学研メディカル秀潤社，2013.

第3章

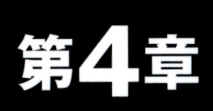

第4章

脊髄小脳変性症の
嚥下障害に対するポジショニング

全介助者に対するポジショニング

介助された食物が取り込めない
（食物の取り込み・咀嚼機能低下）

樫村祐哉

ポジショニング介入例

1）症例情報： 40歳代，女性

診断名： 遺伝性脊髄小脳変性症（SCA3）　発症後16年経過

2）身体所見

意識レベル： 意識清明，見当識障害なし

認知機能： 問診上明らかな認知機能低下はないが危険認識・病識が不十分

筋力（MMT）： 低下あり，3〜4−以下

運動失調： 膝踵試験・指鼻試験等は筋力低下により評価困難

神経所見： 外眼筋麻痺，痙性斜頚，全身性の筋萎縮

🛈 摂食・嚥下機能の問題点

・閉口時の顎・口唇の力が弱く食べこぼしがある。

・舌や頬の筋力低下に加え失調による協調運動障害があり，口腔内で食物をまとめたり歯列に運ぶことができない。

・水分，固形物ともに飲み込むまでに時間がかかる。

・軟口蓋挙上不全があり嚥下時の鼻逆流を認める。

・口腔前提や舌面に食物の残渣を認める。

・咳嗽力が低下しており，誤嚥した際に十分な喀出ができない。

😣 介入前の姿勢

図1 介入前のベッド上姿勢

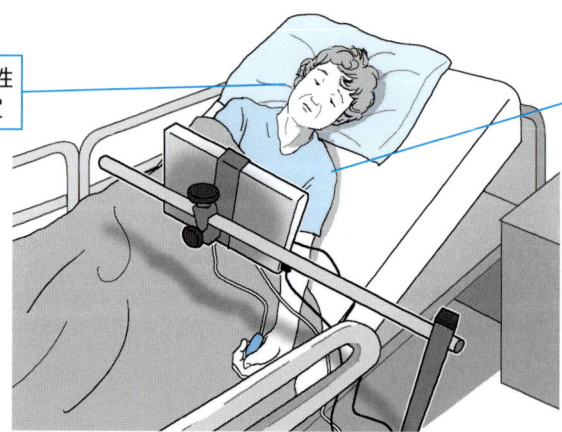

頭頸部が支持性に乏しく不安定

肩関節に疼痛あり
側臥位，半臥位不可

■姿勢の問題点（図1）

- 端座位では全身性の筋力低下のため，上下肢での支持ができず，体幹と頭頸部の保持が困難である。
- 車椅子座位での体幹保持ができず，頭頸部も支持性に乏しく不安定である。
- 座位時，筋力低下により頭頸部の安定した保持ができず前方や左右に倒れる。
- ギャッジアップ位や臥位では頸部が伸展しやすい。
- 肩関節に疼痛があり側臥位，半側臥位が取れない。
- 自力での体位変換ができず，圧分散ができていないことから背部～殿部にかけての疼痛があり，体動で姿勢が不規則に崩れる。

😊 介入後の姿勢

図2 介入後のベッド上姿勢

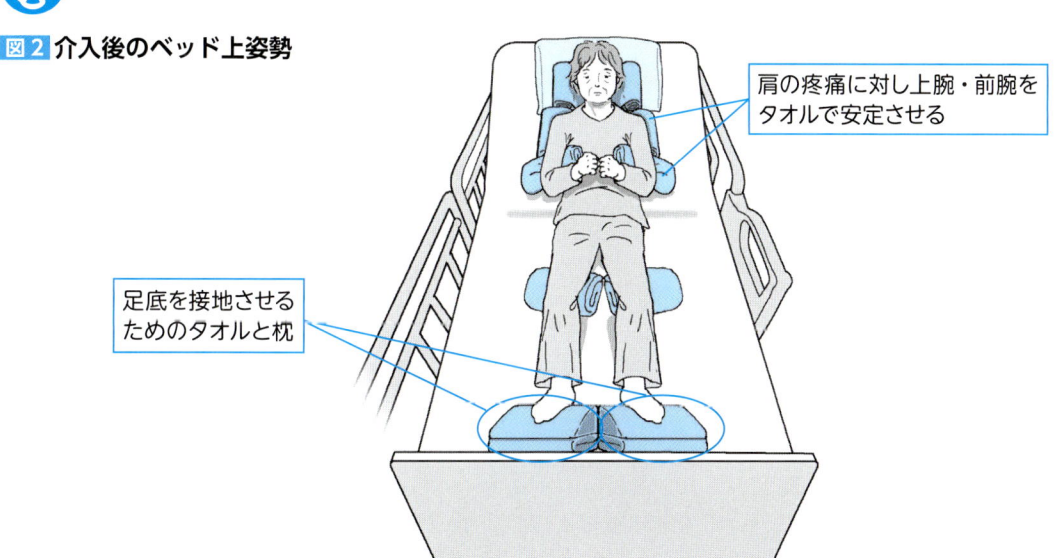

肩の疼痛に対し上腕・前腕をタオルで安定させる

足底を接地させるためのタオルと枕

第4章

■姿勢の改善点

- 頭頸部は左右に倒れず，頸部前屈突出位で安定するようになった。
- 頭頸部の伸展位が修正されたことから，舌骨上下筋群の伸長が減少し，それによる閉口や嚥下関連筋への抑制が軽減した。
- 筋萎縮の進んだ上肢が支持され，肩の疼痛が出ないポジションをとることができるようになった。
- 体圧が介入前よりも分散できており，疼痛による体動が減少した。

📖 ポジショニングの方法

①ベッドを45°にギャッジアップする。

②ギャッジアップ後には背抜き，被服圧の確認を行う。

③頭に枕と，その上に左右ずれ防止のためのバスタオルを敷く（図3，4）。

④肩から上腕にかけてバスタオルで支持する（図4）。

⑤肘を屈曲させ，脇腹と前腕でタオルを挟む（図4）。

⑥大腿部〜膝の下にバスタオルを置く（図5）。

⑦足底が接地できるように，フットボードと足底の間に枕とバスタオルを置く（図6）。

図3 枕用バスタオル

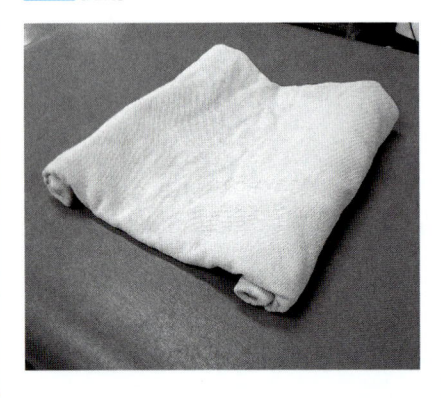

図4 枕用バスタオルのセッティングと肩の痛みに対するバスタオル

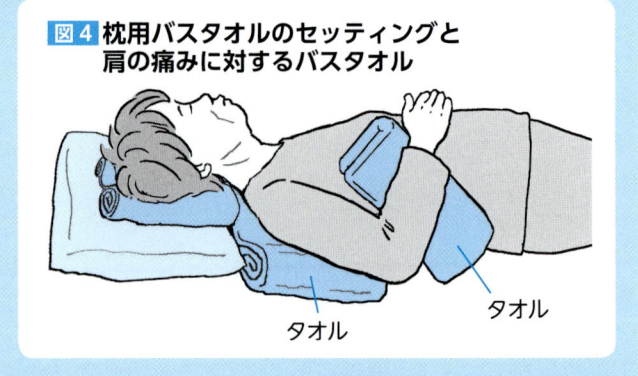

タオル　タオル

図5 体圧分散とずれ防止のためのバスタオル

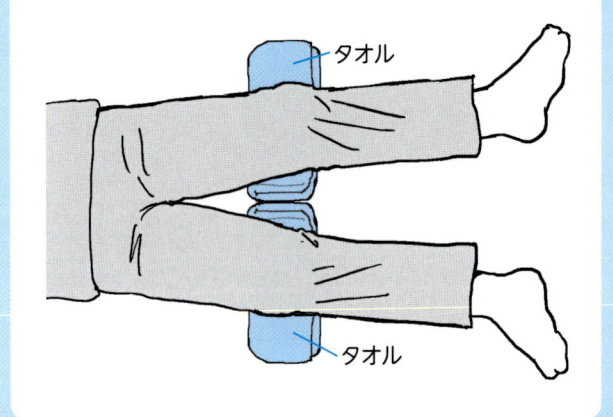

タオル

タオル

図6 足底の接地

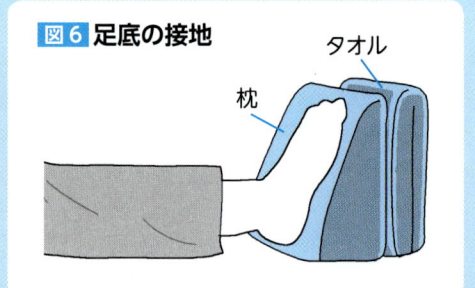

タオル

枕

チェックポイント❶ ポジショニング後の背抜き

・自力での体位変換ができない患者では特にギャッジアップ後の背抜きは重要となる。

・体勢や重力関係が変化したことで皮膚が伸ばされた状態になる剪断応力が働き不快感や褥瘡につながる。

・服の皺も圧差を生む原因になるため一度手を入れて確認する。

■ チェックポイント ❷ リクライニング時の注意点

・両側の脱力があり，疼痛リスクからどちらか一側を下にできないため，リクライニング位で調整した。
・背臥位に近い姿勢では反射の影響から頭頸部との位置関係によっては筋緊張が上がりやすいため，適宜調整する必要がある。

ポジショニングの解釈

症例は遺伝性脊髄小脳変性症のなかでも SCA3（マシャド・ジョセフ病ともいう）とよばれるタイプであった。遺伝性脊髄小脳変性症において，SCA3 はわが国で最も多くみられるタイプであり，主症状としては小脳失調と錐体路徴候，その他遠位筋の筋萎縮や錐体外路徴候を伴い，後には多発性末梢神経症状が出現するとされる。

症例は，SCA3 による失調症状や筋萎縮に加え，数年前から，訪問リハビリテーションなどの十分なサービス利用がなくベッドで臥床している時間が長い生活を送っていたことによる廃用もあり，全身の筋力が低下していたことで，姿勢保持が困難になっていたと考えられた。症例の頭頸部は筋力低下により肢位が安定せず，リクライニング位や臥位では頭頸部の過伸展を認めることから，頸部前面の筋の伸長により下顎が牽引されることで閉口が阻害され，開口位になりやすくなる[1]。こうした頭頸部伸展姿勢は，舌骨筋群の発揮にも不利な姿勢である。リクライニング位での頭頸部肢位としては，頸部前屈突出位（図7）が，自然にとることができ，かつ嚥下に有利な肢位だと考えられている。具体的な方法としては，「お臍を覗き込むようにして下さい」と指示し，C1 から C7 まで緩やかに屈曲させる。枕が低すぎると単純な顎引き位になり，枕を高くしすぎると頸部が伸展するため注意が必要となる[2]。

両側の肩は筋萎縮が顕著であり，体位変換時に疼痛を訴えることが多かった。また脱力から亜脱臼を引き起こすリスクがあった。ポジショニングとしては麻痺側上肢に対するポジショニングと同様に，上肢の質量を免荷したうえで安楽な姿勢をとれるように，肩を 90°程度外転した状態で軽く内旋させ，肘を 90°程度屈曲させた状態になるようにバスタオルでの調整を行った。疼痛のある姿勢では食事に集中することができないうえに，体動による姿勢の崩れから一定の姿勢を維持できなくなる。食事に対する注意は摂食嚥下機能の基盤を成すものであり，安楽な姿勢をとることもポジショニングの目的の 1 つであるため，設定姿勢での痛みの有無の確認はポジショニングにおいて肝要である。

図7 頸部前屈突出位

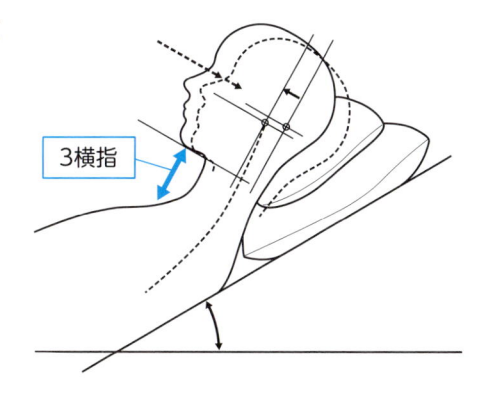

3横指

　頭頸部の支持性が低い場合，座位では過屈曲，臥位では過伸展となりやすい。頭頸部が過屈曲している場合には，咽頭腔が狭まり嚥下圧の形成には有利だが，喉頭蓋が反転するスペースがなくなり気道防御機構の1つが作動できないほか，喉頭の挙上運動は阻害され嚥下運動がしにくくなる。頭頸部が過伸展する場合には，口腔から気管が直線になり誤嚥しやすく（図8），舌骨上下筋群が伸長され，嚥下に関与する筋の発揮が十分に行えず誤嚥のリスクとなりうる。また，頸部の顎舌骨筋，オトガイ舌骨筋，顎二腹筋は開口筋でもあるため，これらが伸張されることで開口位になりやすく，閉口が阻害され咀嚼運動にも影響を及ぼす（図9）。さらに，下顎に存在する茎突舌筋，舌骨舌筋，オトガイ舌筋は外舌筋とよばれる舌位置を変えるための筋であり，これらの筋が伸張されることは舌運動にも影響する。嚥下反射を惹起するための運動の基点である下顎固定ができず舌運動を制限された状態での嚥下は誤嚥を起こしやすい状態になる。

　SCA3を含む脊髄小脳変性症の摂食嚥下障害では，その失調症状により，嚥下に関連する運動器官の協調的な動きができずタイミングがずれてしまうことや，巧緻な運動が困難であることが特徴である。固形物を咀嚼し嚥下する際には，下顎のかみ砕く運動だけではなく，舌全体が後方へ動き臼歯部に固形物を乗せ，同時に舌を外側へ回転させ固形物を咬合面へと乗せて咀嚼している（Stage Ⅰ transport）。咀嚼された食物は嚥下可能な状態にまでなると舌上でまとめられ，舌と口蓋を接触させ，絞り込むように咽頭まで送り込まれる（Stage Ⅱ transport）[3]。このような複雑な運動を成す舌の運動をできる限り可動性の高い状態にポジショニングしておくことが，嚥下機能の低下した患者では特に必要である。

図8 頸部伸展による咽頭構造への影響

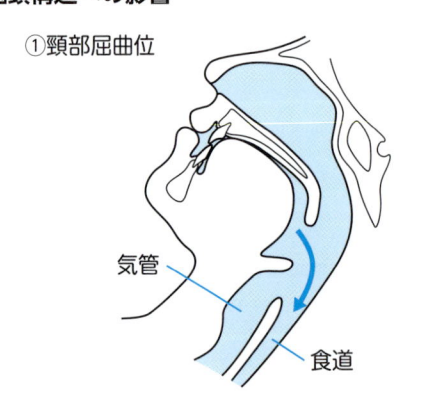
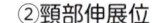
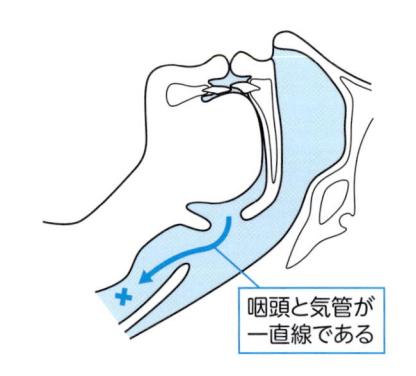

①頸部屈曲位　　②頸部伸展位

気管　食道

咽頭と気管が一直線である

図9 頸部伸展による開口

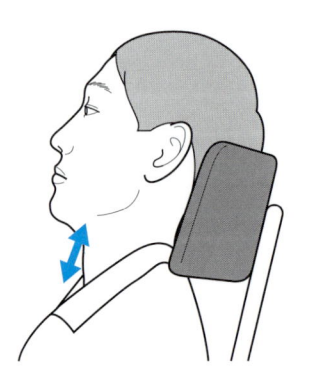
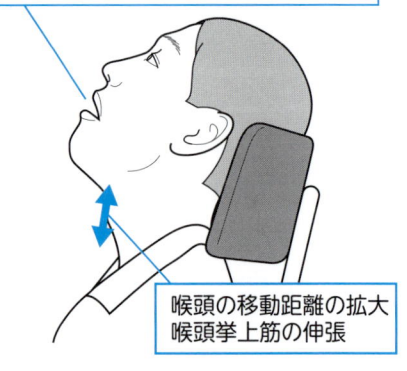

下顎は開口位となりやすく，閉口しにくい

喉頭の移動距離の拡大　喉頭挙上筋の伸張

ポジショニングの効果

　頭頸部が過伸展せずに，頸部前屈突出位に修正され，かつ安定した姿位をとれている。頸部の過伸展により阻害されていた嚥下筋群や閉口筋，外舌筋の活動が阻害されず，嚥下に関してより適切なポジショニングができた。肩関節など体の痛みに配慮したことにより，食事に集中できる摂取環境を確立でき，経口摂取継続につなげることができた。

引用文献　1）最上谷拓磨：脳卒中患者に対するシーティング．姿勢から介入する摂食嚥下 脳卒中患者のリハビリテーション（森若文雄 監，内田 学 編），136-147，メジカルビュー社，2017．
　　　　　2）日本摂食嚥下リハビリテーション学会医療検討委員会：訓練法のまとめ（2014版）．日摂食嚥下リハ会誌，18(1): 55-89, 2014．
　　　　　3）才藤栄一 監：プロセスモデルで考える摂食・嚥下リハビリテーションの臨床 咀嚼嚥下と食機能，29-33，医歯薬出版，2013．

第4章

全介助者に対するポジショニング

噛まずに飲み込んでしまう（咀嚼機能低下）

小玉　唯

ポジショニング介入例

1）**症例情報**：40歳代，女性

　　診断名：脊髄小脳変性症（SCA3）　発症後22年経過

2）**身体所見**

　　運動失調：上下肢・体幹失調を認める。

　　SARA：34/40点（歩行－8，立位－6，坐位－4，言語障害－6，指追い－2，鼻指－1，
　　　　　手回内・外－3，踵‐すね－4）

　　感覚：表在覚－正常，位置覚－重度鈍麻，運動覚－軽度鈍麻

　　筋力：四肢・体幹の筋力低下を認め，端座位保持困難

　　ADL：すべてにおいて介助を要す。

　　※リクライニング・ティルト式車椅子を元々使用しているが，適切な調整がなされておらず異
　　　常姿勢を修正することができていない。

　　口腔嚥下機能：咀嚼機能低下により丸呑み傾向，明らかなむせはなし
　　　　　　　　　　発話明瞭度はⅣ（ときどきわかる言葉がある），小声，有声音は単語レベル

❗ 摂食・嚥下機能の問題点

・摂食行為は，座位の安定性が低く両上肢ともに操作性が悪いことから全介助である。

・完全な顎閉鎖・口唇閉鎖が困難な状態で座位姿勢を保持しており，食物の口からの流出や流涎が認
　められる。舌で食物を臼歯まで運び，十分に噛み切り，押しつぶすという咀嚼運動も不十分である。

😟 介入前の姿勢

図1 介入前の車椅子座位姿勢　　①前額面　　　　　②矢状面

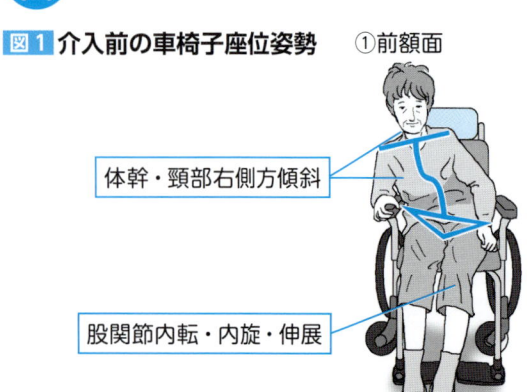

体幹・頸部右側方傾斜

股関節内転・内旋・伸展

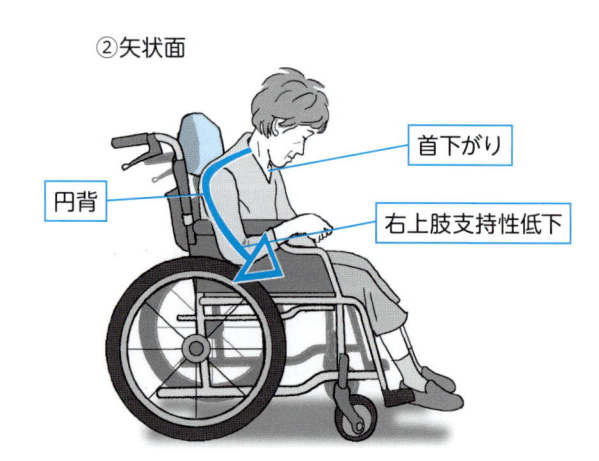

首下がり

円背

右上肢支持性低下

■姿勢の問題点（図1）

・体幹失調およびジストニア，体幹筋緊張低下の影響で体幹の支持性が低下している。

・食事時はリクライニング・ティルト式車椅子を使用し摂取している。

・体幹・頸部のジストニアにより右側方傾斜，体動に伴う下肢痙性の誘発により股関節内転，内旋，伸展のパターンをとり，サポートなしでは正中位保持困難となっている。

・頸椎の生理的前彎の消失，首下がりを認める。

・胸腰椎後彎が強く骨盤が後傾し，円背様になっている。

・右上肢を使用して，体幹保持に役立てることができていない。

・食物を認知し前方を見る際に頸部伸展位となり，咀嚼・嚥下に悪影響を及ぼしている。

😊 介入後の姿勢

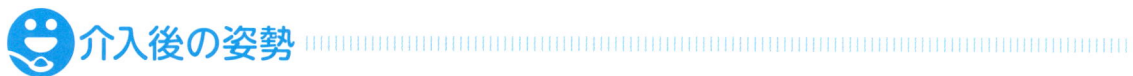

図2 介入後の車椅子座位姿勢

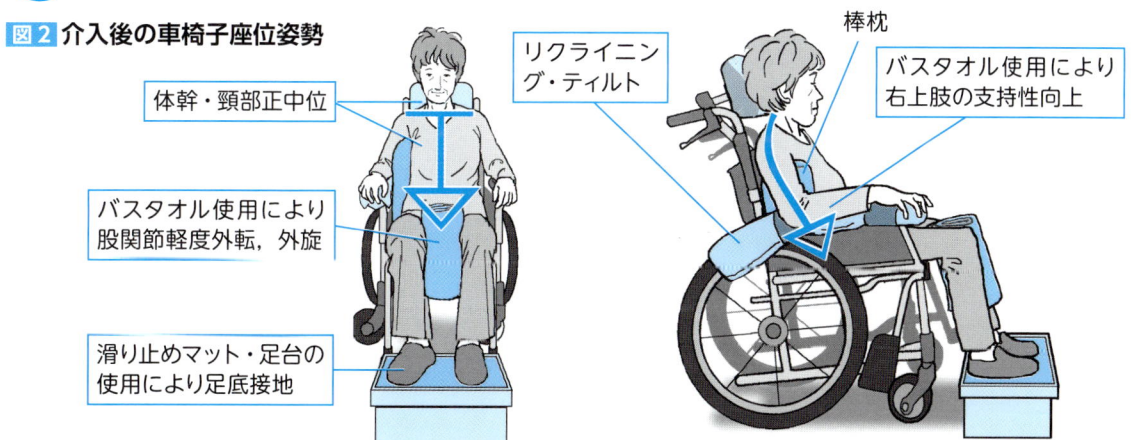

体幹・頸部正中位

バスタオル使用により股関節軽度外転，外旋

滑り止めマット・足台の使用により足底接地

リクライニング・ティルト

棒枕

バスタオル使用により右上肢の支持性向上

第4章

■姿勢の改善点（図2）

・リクライニングかつティルトさせることにより，体幹の背側で支持が得られるようになった。

・体幹の側方傾斜が改善され，正中位保持が可能となった。股関節は軽度外転，外旋位となり，足底が接地している。

・頭頸部は正中位を保持できるようになり，嚥下に有利な姿勢（下顎・胸骨間が2〜3横指）をとっている。

・頭部および骨盤帯の調整により，胸腰椎の後彎が減少した。

・アームサポートで右上肢の支持が可能になった。

・頭頸部の良姿勢により舌骨上・下筋群の伸張が減少し咀嚼・嚥下運動が円滑になった。

📖 ポジショニングの方法（図3）

①右腋窩に棒枕を入れる（棒枕の作成方法はチェックポイント❶参照）。

②右アームサポートにバスタオルを巻きつける。

③リクライニング・ティルト角度，ヘッドサポートの位置を調整する。

④足台の上に滑り止めマットを敷き，足底を接地させ，両下肢間にバスタオルを挟む。

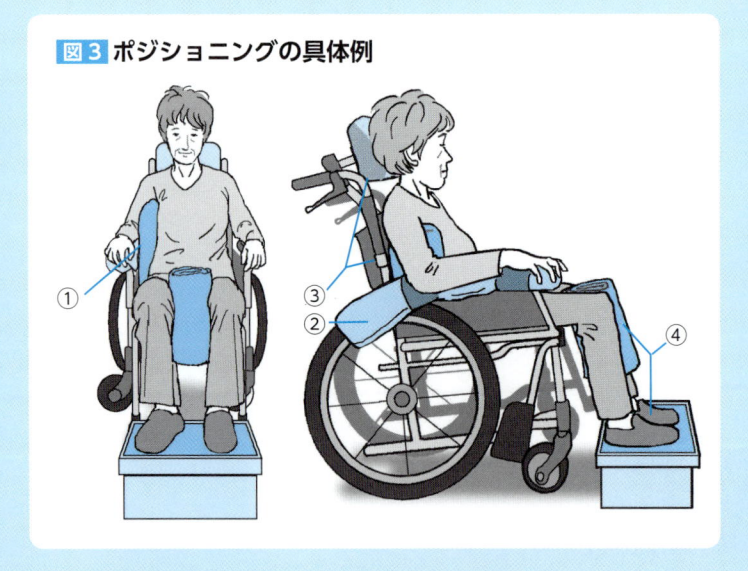

図3 ポジショニングの具体例

チェックポイント ❶ 棒枕の作成方法

・図4の①から⑤の順に棒枕を作成する。棒枕の大きさはバックサポートの高さに合わせたものが望ましい。中に入れる棒はある程度硬さのある物のほうが安定性が増す。

図4 右腋窩に使用する棒枕の作成方法

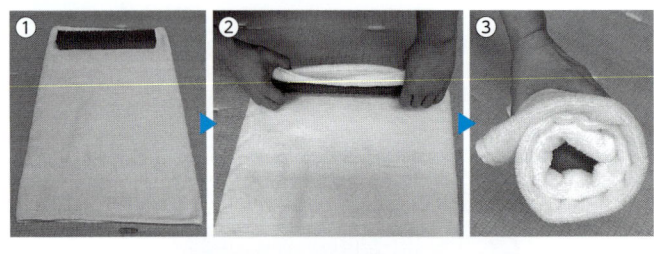

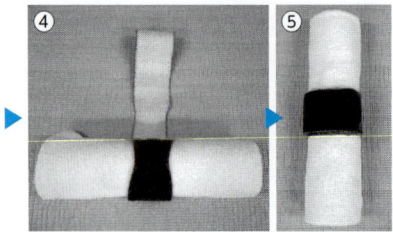

①バスタオルをバックサポートの
　高さに合わせて折りたたむ
②中にある程度硬さのあるもの
　（ウレタンや木材など）を入れて
　巻く
③隙間ができないようきつく巻く
④マジックバンドやビニールテー
　プ等長さのあるもので固定する
⑤患者の体型に合っているか確認
　し調整する

チェックポイント ❷ バスタオルの大きさ

・右上肢の安定性を出すためのバスタオルの大きさは患者の体型に合わせて調整し，上肢の支持性を確認する必要がある。

▌チェックポイント❸ 車椅子の調整

- リクライニング・ティルトの角度・ヘッドサポートの位置は体幹の安定性を確認しながら，安楽な肢位になるように調整する必要がある。
- リクライニング・ティルト式車椅子がない場合は図5のように座面にバスタオルを折りたたみ入れる。ヘッドサポートがない場合は図6のように背部にバスタオルを入れることで同様の状態に近づけることができる。

図5 リクライニング・ティルトがない場合

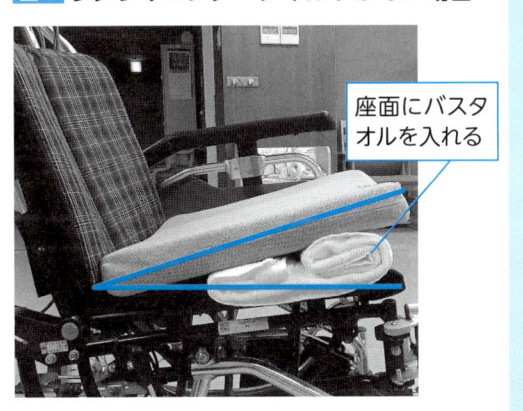

座面にバスタオルを入れる

図6 ヘッドサポートがない場合

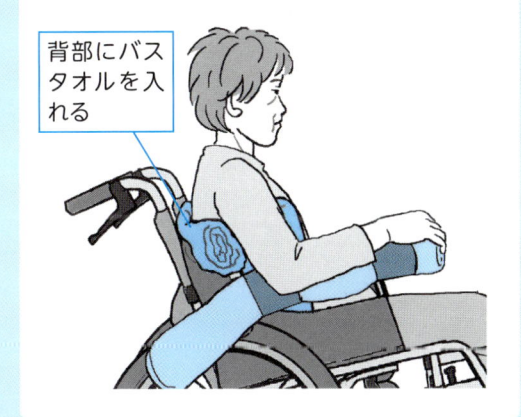

背部にバスタオルを入れる

▌チェックポイント❹ 足関節・股関節のセッティング

- 足関節底背屈0°・膝が90°になるように，足の長さに合った足台を用意する。
- 股関節が軽度外転・外旋位をとるようにする。

ポジショニングの解釈

■ 体幹・上肢支持のための棒枕・バスタオル

　食事摂取が全介助レベルの脊髄小脳変性症 (spinocerebellar degeneration；SCD) 患者は，運動失調や筋緊張異常，ジストニアなどの不随意運動により車椅子座位で良肢位を保持，持続することができず，姿勢が崩れることが多い。特に咀嚼機能は頭頸部の位置により大きく左右されるため，誤嚥を防ぎ患者の咀嚼機能を最大限に活かすためにはポジショニングが重要である。

　咀嚼・嚥下に作用する筋をうまく発揮させるためには，正しいポジショニングで全身リラックスした状態とし，適度な筋緊張状態におくことが重要である。そのため，バスタオルなどの柔らかく体形に合わせて変形させやすい素材を体幹・頭頸部などに挿入し，姿勢を修正することで安定性を得ることができる。本症例では，右側上肢支持でも側方傾斜を防ぐため，車椅子のアームサポートにさらにバスタオルを巻き，上肢支持が得られやすいようにした。また，前述の棒枕を右腋窩に挿入し体幹の側方傾斜を防止した。

患者の状態に合わせて座面を調整することも大切である（図5）。骨盤部での側方傾斜が姿勢崩れの原因になっている症例では，片方の座面にバスタオルを適宜敷くことで骨盤の高さを調整することが可能である。

■リクライニング・ティルト式車椅子

SCD患者は長い経過を辿る場合も多く，その間に姿勢の崩れや変化をきたすこともある。リクライニング・ティルト式車椅子を準備することで，そのときの咀嚼・嚥下機能に応じた適正な肢位（主に傾斜角度の調整）を設定することが容易になる。

■下肢に使用するバスタオル・足台・滑り止めマット

SCD患者は運動失調のみならず，全身に痙性や不随意運動などさまざまな症状を呈する。本症例のように下肢の痙性が骨盤および上部体幹の姿勢に大きく影響を及ぼす患者もまれではない。また尖足変形や股関節の可動域制限により，車椅子のフットサポートに足を置くだけでは姿勢を調整できない場合がある。下肢長などにもよるが，足底をしっかりと接地できるように適度な足台を用いると調整しやすい。また股関節が過度に内転・内旋をとると骨盤および体幹が伸展方向へ力が入りやすくなるため，股関節を軽度外旋位にできるよう両下肢の間にバスタオルや枕などを入れるとうまくいくことがある。咀嚼機能を考えた場合でも，全身の姿勢・ポジショニングを考えることは重要である。

不良姿勢と嚥下障害の解釈

■骨盤後傾位による頸部伸展位

体幹失調やジストニアにより体幹の支持性が十分に得られず，骨盤後傾位になることで，介助摂取にて前方を見る際に頸部伸展位となる（図7）。頸部筋は頭頸部保持のために働き，口唇閉鎖や顎閉鎖を阻害する。さらに，舌骨上筋群・下筋群が伸張されることで，喉頭挙上運動を妨げ，誤嚥の危険性を高める。舌骨とつながっている舌自体も後方に引き込まれ，舌運動を制限する。舌運動は咀嚼にとって非常に重要な要素であることから，頸部伸展位となる患者は咀嚼運動が不十分となり，窒息のリスクが高い状態となることが予測される。

図7 頸部伸展位による頭頸部筋への影響

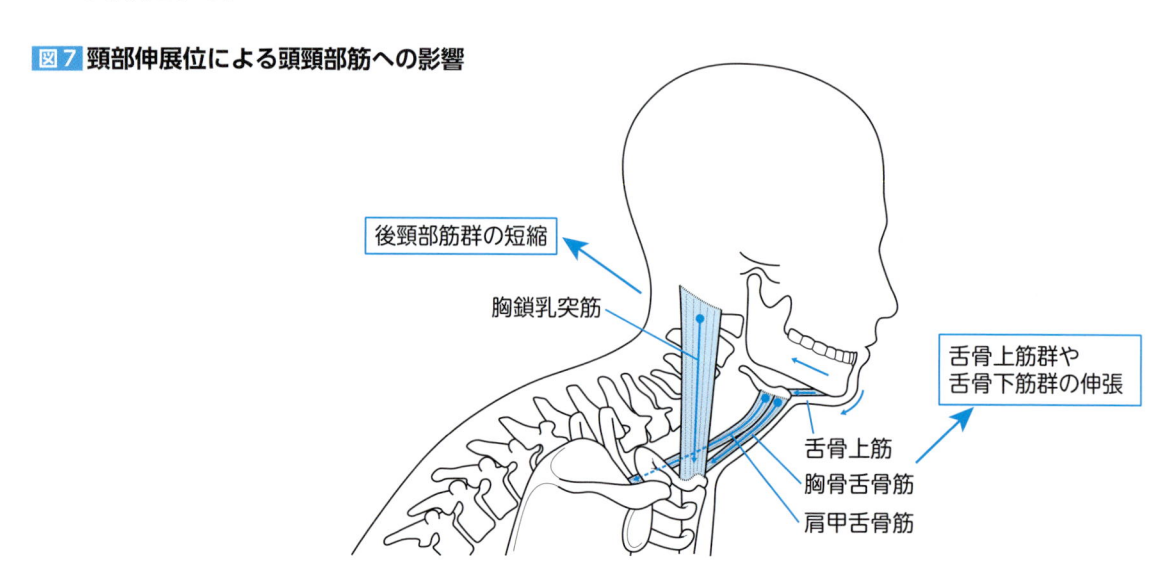

■ 下肢の不安定さ

前述のとおり，下肢の不良姿勢が頸部や体幹における筋の伸張を強めることに触れたが，同時に舌骨上・下筋群にも影響を及ぼし咀嚼や嚥下にとって悪い要素ともなる。石川らは足底接地が最大咬合力の増加に寄与する[4]ことを報告しており，下肢のポジショニングが咀嚼に関与する可能性は大きい。今回の症例でも下肢痙性に伴う足部の尖足や，股関節の可動域制限により下肢が前方に伸びており，地面に足底がついてはいるものの体重支持はできておらず，骨盤後傾位を助長している。

ポジショニングの効果

体幹の支持性が向上し骨盤位置や頸部の角度も修正され，正中位を保つことができている。頸部や体幹は過度な緊張状態から脱し，姿勢保持のための役割から咀嚼や嚥下関連筋としての役割に変化することができている。下肢は，足底を接地させ体重支持ができることが頸部・体幹の安定性につながる。咀嚼・嚥下運動は全身運動であるため，頸部・体幹・下肢のポジショニングが非常に重要である。

本症例のように，姿勢の崩れはさまざまな要因から引き起こされる。しかし，小さな工夫の積み重ねにより患者の姿勢は変化しうる。苦手意識をもたず，まずは不良姿勢に目を向け，摂食・嚥下にも影響するという意識をもつことが大切である。そのうえで1つ1つの問題を分析し，患者個々に合わせたポジショニングを心掛けるべきである。

引用文献
1) 南谷さつさ：嚥下と姿勢および呼吸の関係. 理学療法学, 41(1): 34-39, 2014.
2) 内田 学：脳卒中片麻痺に伴う摂食嚥下障害に対する理学療法アプローチ. 理学療法, 35(5): 396-404, 2018.
3) 田上裕記, ほか：姿勢の変化が嚥下機能に及ぼす影響－頸部・体幹・下肢の姿勢設定における嚥下機能の変化－. 日摂食嚥下リハ会誌, 12(3): 207-213, 2008.
4) 石川健太郎, ほか：座位姿勢における足底接地の有無が重心動揺と最大咬合力に及ぼす影響. 障害者歯, 27(4): 555-559, 2006.

第4章

全介助者に対するポジショニング

首が傾き口から食物がこぼれる（体幹失調）

熊谷隆人

ポジショニング介入例

1）**症例情報**：40 歳代，男性

診断名：脊髄小脳変性症　発症後 18 年経過

2）**身体所見**

運動失調：失調症状は右側に強く，特に体幹で強くみられ，座位は右側に傾倒する。

SARA：31.5/40 点

筋緊張：全身の筋で低緊張を認める。

足関節底屈時に，全身に伸展方向に筋緊張の亢進がみられる。

ROM：車椅子座位を取るために必要な可動域は保たれている。

基本動作能力：すべてにおいて介助を要す。

食事摂取率（摂取量／提供量× 100）：10％程度　※食事時間 30 分

口腔嚥下機能：発話明瞭度Ⅳ〜Ⅴ（ときどきわかる語がある〜まったく理解不能）

失調性構音障害あり。

コミュニケーションは文字盤と定型文のポインティングで実施している。

湿性嗄声なし，流涎あり。

嚥下運動のタイミングがずれたときに浮動的にむせが出現する。

❗摂食・嚥下機能の問題点

・体幹が屈曲していることで座位の安定性が損なわれ，上肢操作も困難であるため，食事動作は全介助である。

・頭部と頸部が複合的に屈曲しており，開口位になりやすく，唾液処理や食物の取り込み，食塊形成が困難となっている。

😣 介入前の姿勢

図1 介入前の車椅子座位姿勢　①前額面　②水平面

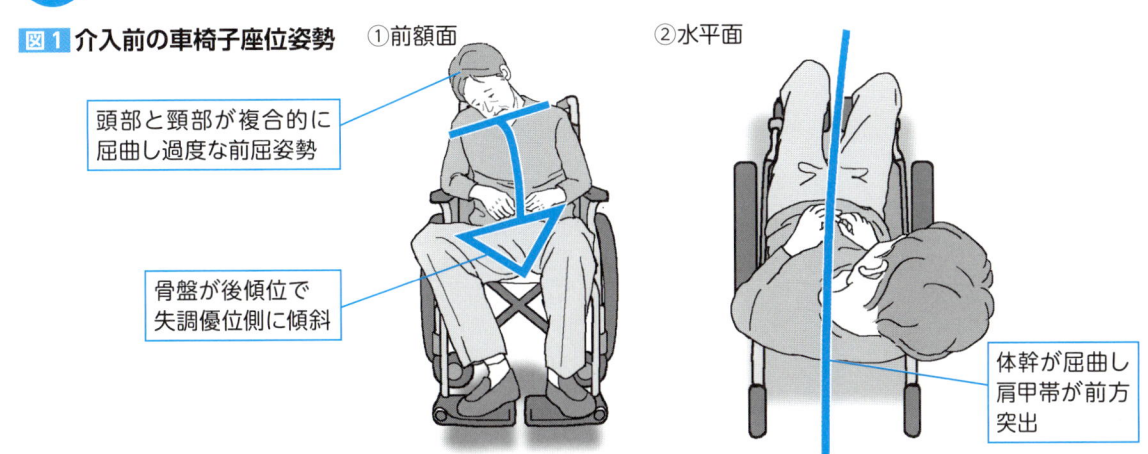

頭部と頸部が複合的に
屈曲し過度な前屈姿勢

骨盤が後傾位で
失調優位側に傾斜

体幹が屈曲し
肩甲帯が前方
突出

■姿勢の問題点（図1）

- 体幹失調に伴い，体幹伸展位での保持が困難で，端座位保持ができない。
- バックサポートとアームサポートの使用で，車椅子座位の保持は可能である。
- 失調症状の優位側に頭頸部が傾き，正中位で保持することが困難である。
- 頭部と頸部が複合的に屈曲しており，過度な前屈姿勢となっている。舌骨上筋群と舌骨下筋群の筋張力が低下し，開口位を取りやすくなることで，下顎骨と舌骨の固定が不十分となり，嚥下筋群の協調性が損なわれている。
- 体幹が屈曲し肩甲帯が前方突出した座位姿勢をとっているため，不安定な状態となっている。
- 体幹の屈曲により，横隔膜の収縮力が低下し，咳嗽力が低下している。
- 骨盤が後傾位で失調症状の優位側に傾斜することで，体幹が傾斜し，前方へのずれも生じている。

😊 介入後の姿勢

図2 介入後の車椅子座位姿勢（前額面）

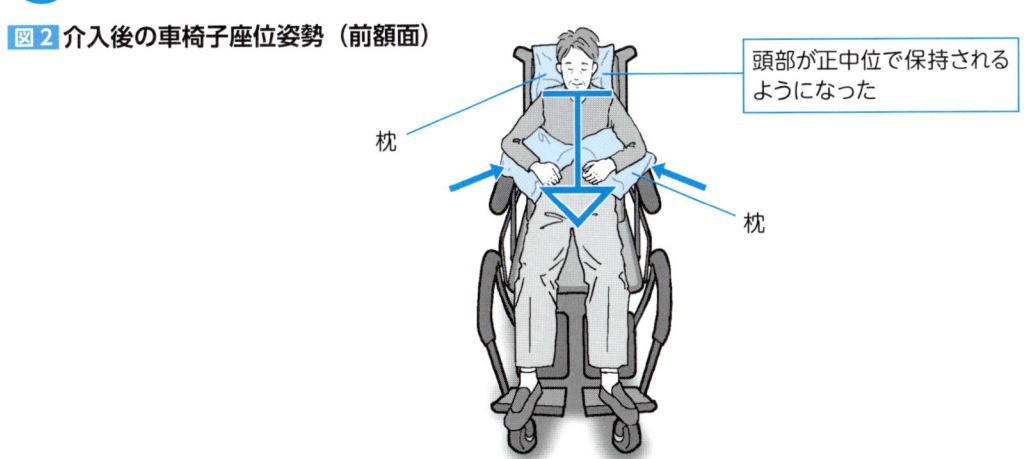

頭部が正中位で保持される
ようになった

枕

枕

■姿勢の改善点（図2）

- 頭頸部が正中位で保持されることにより，舌骨上筋群と舌骨下筋群の筋張力が得られ，下顎骨と舌骨の固定が十分となることで閉口が可能となった。
- 支持基底面が拡大し，座位姿勢が安定した。

- 前方突出した肩甲帯の位置が後方に修正され，より支持基底面が広くなった。
- 体幹が伸展し横隔膜の張力が得られることで，咳嗽力が向上した。
- 骨盤の後傾と傾斜が改善することで，体幹の傾斜が改善し，前方へのずれもなくなった。

📘 ポジショニングの方法 (図3)

① リクライニング・ティルト式車椅子に深く乗車し，骨盤を前傾させる。

② ヘッドサポートに頭部がもたれかかるように，リクライニング 50°，ティルト 30° に設定する。

③ ヘッドサポートに加え，頭部に枕を挿入し頸部屈曲位をとる。

④ 腋窩から前腕部にかけて大きめの枕を抱えるように設置する。

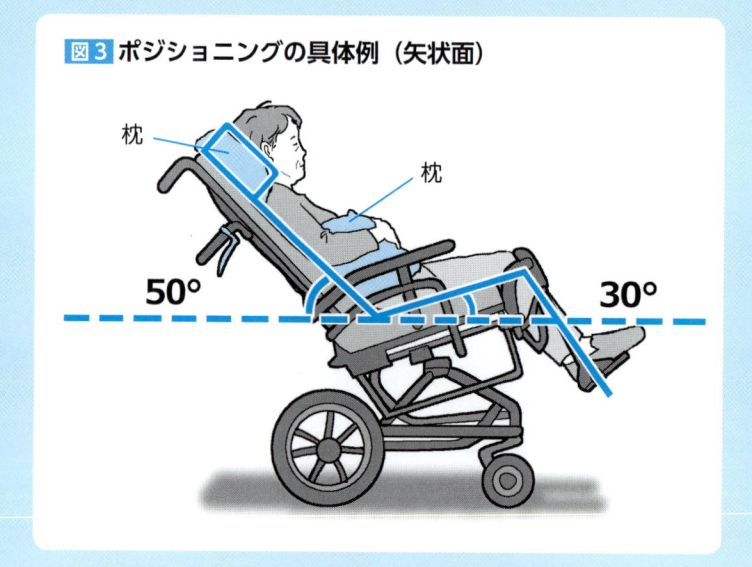

図3 ポジショニングの具体例（矢状面）

■ チェックポイント ❶ リクライニング・ティルト角度の設定

- リクライニング・ティルト角度は患者と相談しながら徐々に設定する。
- 頭部が持ち上がったりしない角度を確認しておく。

■ チェックポイント ❷ 頭頸部に挿入する枕の位置

枕を深く挿入しすぎると，頭頸部が複合屈曲位となり，嚥下運動に不利になる。そのため，下顎と胸骨までの距離が 3 横指分となるように，顎を軽く引くように挿入する。

■ チェックポイント ❸ 腋窩から前腕部にかけて設置する枕の位置

患者の胸郭に圧迫感が生じることがあるので，大きさや挿入の位置などは，患者の状態を確認しながら決定することが望ましい。

■リクライニング・ティルト式車椅子の使用

　体幹失調を有し，座位保持が困難な患者は，普通型車椅子に乗車すると体幹と頭頸部が屈曲してしまい，嚥下運動や咳嗽において不利な状態になることがある。車椅子をリクライニング・ティルト位にすることにより，身体にかかる重力の方向が，屈曲方向から伸展方向に変化する。体幹が伸展したときに，ヘッドサポートを用いることで頭頸部を正中位で保持することが可能となり，支持基底面の拡大と舌骨上筋群と舌骨下筋群の筋張力が得られるようになる。このとき，骨盤の後傾や傾斜が生じていると，頭部と頸部の正中位の保持に影響を与えるため，車椅子に深く座り，骨盤を安定させることが重要である（図4）。

図4　骨盤の位置と角度に配慮した車椅子座位姿勢

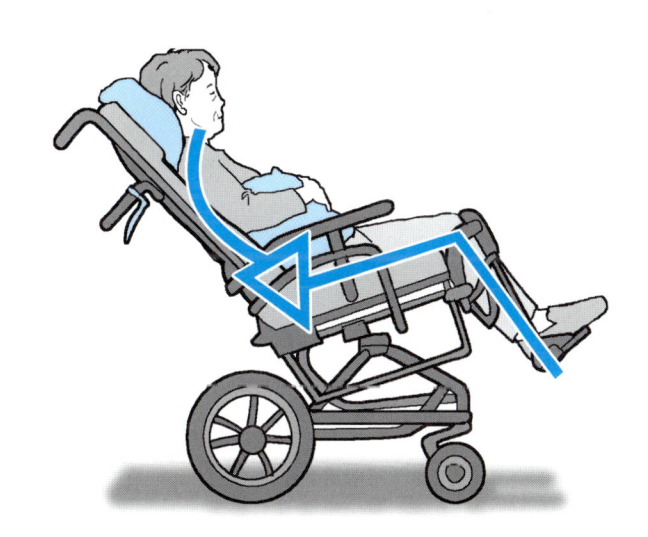

■腋窩から前腕にかけて設置する枕

　枕を設置することで，体幹が起きやすくなる。前方突出した肩甲帯の位置が後方に修正され，肩甲帯もバックサポートに接触する。この2点により，支持基底面がさらに拡大し，肩甲帯周囲が安定する。

不良姿勢と嚥下障害の解釈

■リクライニング・ティルト式車椅子の使用

　体幹失調により体幹の支持性が得られず，頭部と頸部に複合的な屈曲が生じてしまうことで，舌骨上筋群と舌骨下筋群の筋張力が低下し，開口位を取りやすくなる。この姿勢により，下顎骨と舌骨の固定が不十分となり，嚥下筋群の筋力や協調性が損なわれることで，咀嚼運動および口唇閉鎖が分離して行えず，食塊形成することが困難となったり，喉頭の挙上範囲や速度の低下が起こり，咽頭残留や誤嚥リスクが増大する。また，体幹の屈曲により横隔膜の収縮力が低下し，咳嗽力が低下していることで，誤嚥物を喀出できない可能性が高い。

■腋窩から前腕にかけて設置する枕

　肩甲帯の位置が前方突出し，背部とバックサポートの支持基底面が縮小し，肩甲帯周囲から頭頸部にかけて不安定な状態となる。それにより，嚥下筋群の筋力や協調性が損なわれ，咽頭残留や誤嚥リスクが増大する。

第4章

ポジショニングの効果

　リクライニング・ティルト位を取ることで，体幹の支持性低下を代償し，体幹が伸展し頭頸部が正中位で保持できるようになっている。頭部と頸部の複合的な屈曲により低下していた嚥下筋群の筋活動が向上することで誤嚥リスクが軽減し，咳嗽力が向上することで，誤嚥性肺炎の予防にもつながる。また，正しい姿勢で嚥下運動を行うことで，今後の嚥下筋群の廃用予防が期待できる。

　リクライニング・ティルト式車椅子が用意できない場合は，介護用ベッドの角度を調整することで代用も可能である。

参考文献
1) 淺井　仁, ほか：姿勢制御と理学療法の実際. 文光堂, 2016.
2) 三枝英人：嚥下障害に悩む患者をいかに診察し，理解すべきか？ 嚥下医学, 1(1): 31-35, 2012.
3) 三枝英人：呼吸の歴史. 嚥下医学, 3(2): 245-253, 2014.
4) 吉田　剛：運動障害を有する患者の嚥下障害に対する理学療法. PT ジャーナル, 36(12): 947-953, 2002.

| 自己摂取者に対するポジショニング

スプーンの操作が雑 (失調による姿勢調節障害)

藤田賢一

ポジショニング介入例

1) **症例情報**：60 歳代，男性

　診断名：脊髄小脳変性症　発症後約 20 年経過

2) **身体所見**

　運動失調：体幹失調あり

　SARA：37/40 点

　ROM：頸部左回旋時，抵抗感あり。ほかに著明な制限はない。

　筋力（MMT）：体幹屈曲 2，伸展 3。股関節屈曲 2-3，伸展 2。膝関節屈曲 3，伸展 4-5。

　ADL：車椅子レベル

　　　頸部の動揺があり，頸部を右側屈で固定すると止まる。そのため常に右側屈位をとっている。

　歩行：サークル型歩行器を使用し後方から体幹左右の動揺を操作するように介助すると 25m 程度歩行可能。

❗摂食・嚥下機能の問題点

・上肢と体幹の失調症状の影響により，スプーンですくうときにこぼしたり，すくう量が多すぎたり少なすぎたりするため，一口の摂取量が不安定である。

・口へ運ぶ速度が一定ではない。

・食べこぼしが多い。

・頸部の過度な屈曲により，喉頭挙上の妨げなど嚥下運動に影響を及ぼしている。

第4章

😞 介入前の姿勢

図1 介入前の車椅子座位姿勢

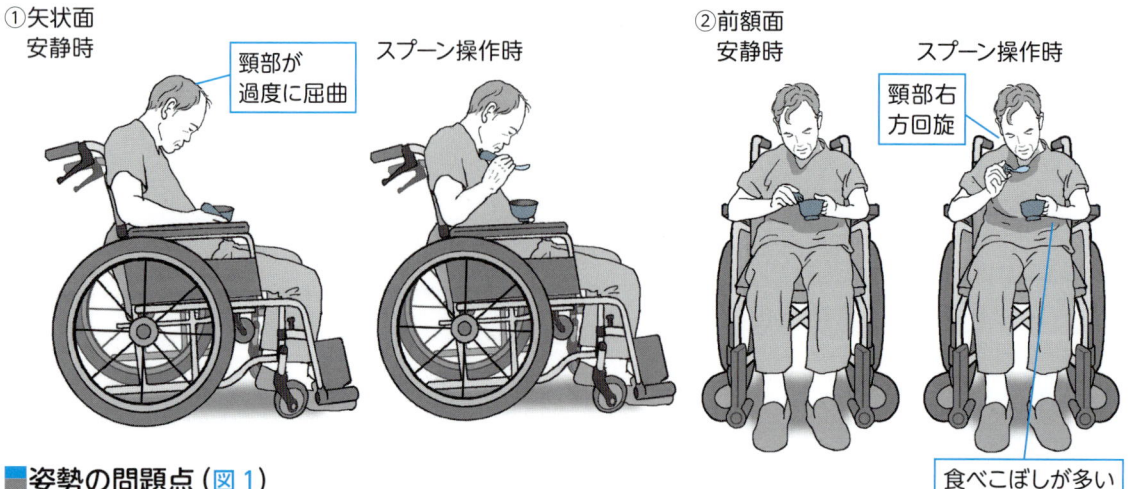

①矢状面
安静時 / スプーン操作時 — 頸部が過度に屈曲

②前額面
安静時 / スプーン操作時 — 頸部右方回旋 / 食べこぼしが多い

■ 姿勢の問題点（図1）

・骨盤後傾位，胸椎屈曲位で，体幹を車椅子のバックサポートへ寄り掛かるように座る。

・頸部を過度に屈曲した状態で，左手でお椀を身体に引き寄せる。

・右上肢のスプーン操作は，前腕の回外運動（手首を返す運動）がみられず円滑な活動が認められない。肘を屈曲位に固定したまま肩甲帯を挙上させ後方に引き込むように行う。

・口腔内への取り込みは頸部の右方回旋を伴う。

😀 介入後の姿勢

図2 介入後の車椅子座位姿勢

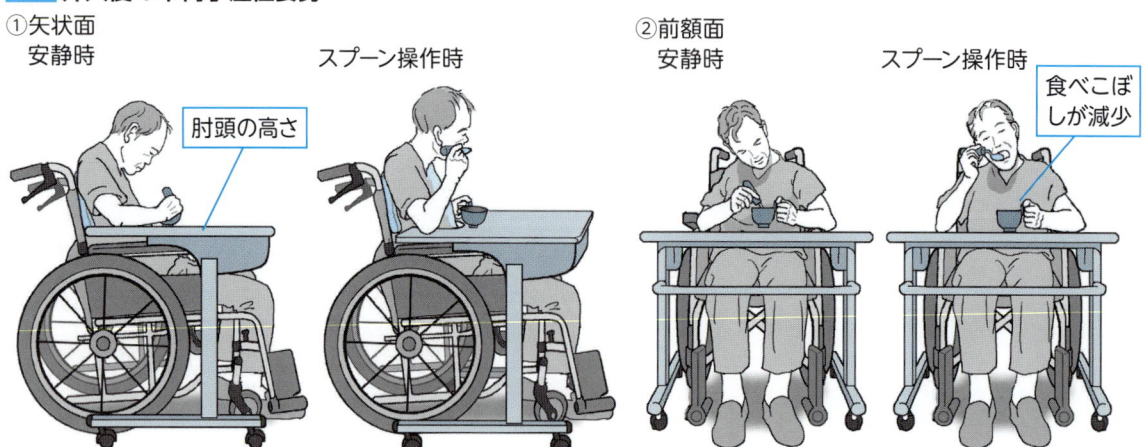

①矢状面
安静時 / スプーン操作時 — 肘頭の高さ

②前額面
安静時 / スプーン操作時 — 食べこぼしが減少

■ 姿勢の改善点（図2）

・骨盤の後傾が改善され，胸椎屈曲位が軽減された。

・オーバーテーブルに右肘をのせることで屈曲固定が緩和し，スプーン操作が容易になった。

・スプーン操作時の頸部の過度な前屈が改善された。

・肘でのリーチが可能になり，食べこぼしが減少した。

⚓ ポジショニングの方法

①バスタオルを車椅子の座面と背中の部分に入れる (図3)。

　骨盤後方の位置にバスタオルを丸めたものを入れる。

　背中があたる部分にたたんだバスタオルを入れる。

②オーバーテーブル (図4) を肘頭の高さに調節する。

図3 バスタオルの位置と形状

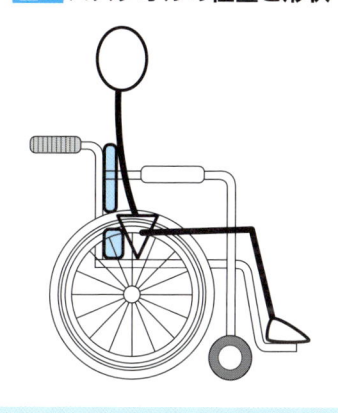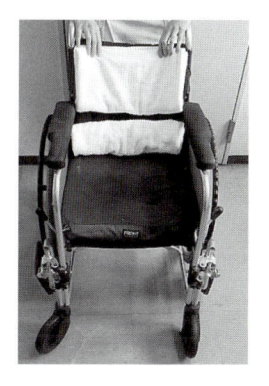

図4 オーバーテーブル

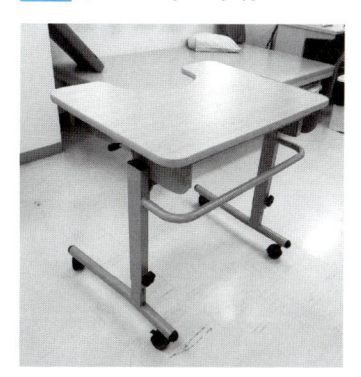

▌チェックポイント❶ バスタオルの厚みと位置

・骨盤後方の丸めたバスタオルは，骨盤の後傾を解消する目的で設置する。薄すぎると骨盤が後傾したままとなり，逆に厚すぎると骨盤が前傾しすぎてしまうので，注意が必要である。

・背中のたたんだバスタオルは，骨盤が起きることで生じるスペースを埋めるよう入れる。肩甲骨にあたると右上肢の動きを妨げてしまうおそれがあるため，肩甲骨の下角までとする。

▌チェックポイント❷ オーバーテーブルの高さ

オーバーテーブルは，肘頭をつけることで上肢の支持面を増やす効果があるので，肘頭の高さに合わせる。低すぎると体幹を前屈させてしまい，高すぎると肩甲帯が上がってしまうため，どちらも上肢操作がしにくくなる。

◀ ポジショニングの解釈 ▶

■バスタオル

　脊髄小脳変性症で体幹失調があるケースでは，体幹の動揺を軽減するため，上肢に力を入れ固定しようとしたり，体幹を過剰に背面に押し付けて安定性を求めることがある。骨盤の後方と背中の部分にバスタオルを入れることで，骨盤の後傾を解消し，胸椎の前屈や後方への寄り掛かりを軽減した。本人からは「バスタオルがあると背骨がまっすぐになる気がする」との発言が聞かれた。

■オーバーテーブル

体幹の前面から左右の側面にかけオーバーテーブルと接することで支持面が増え，体幹の安定性を高めた。それにより頸部の過度な前屈が軽減された。また，オーバーテーブルに右肘をのせることで右上肢の支持が得られ，スプーン操作が安定し，食べこぼしが減少した。

■スプーンの工夫

スプーンは把持の形態として接触する面積が大きいほうがよい。今回はラバーチューブと自在スプーンを組み合わせたもの（図5）を用いたが，ラバーチューブがない場合は熱可塑性プラスチック（熱湯の中で形状を作れるもの）で代用できる。ケースによっては，スプーン自体にある程度の重さがあるほうが，固有受容覚の働きにより動かしている感覚が得られやすいことがある。プラスチック製の軽いスプーンより金属製のスプーンのほうが，より操作しやすいかもしれない。ほかに自助具の工夫としては，握りの部分が加工されているものやケンジースプーン（箸のように割れているもの）（図6），レンゲのようにある程度深さのあるもの，取っ手付きうつわなど，さまざまなものがある。そのケースに最適な道具や方法を選定することが大切である。

図5 ラバーチューブと自在スプーン
曲げ曲げハンドルスポンジ付（斉藤工業株式会社）

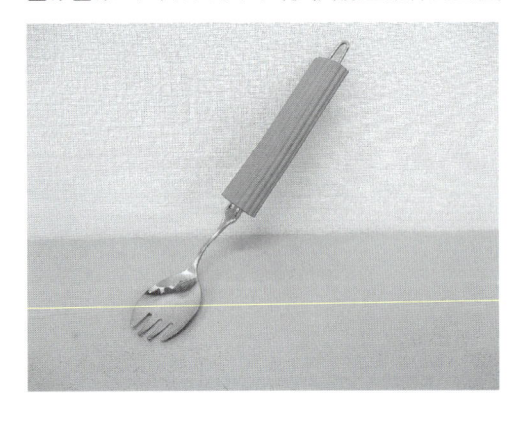

図6 握りの部分が加工されているスプーン（①，②）とケンジースプーン（③）

①ホルダー付きスプーン
②ウイルスプーン（株式会社 青芳）
③スプーン箸（斉藤工業株式会社）

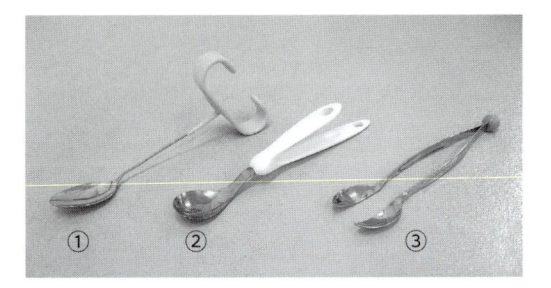

ポジショニングの効果

車椅子の座面と背中の部分にバスタオルを入れることで，骨盤の後傾と胸椎の屈曲が改善された。

オーバーテーブルにより体幹の安定性が増し，頸部の過度な屈曲が軽減された。また，右肘の支点が得られたことで，スプーン操作が向上した。

参考文献
1）森若文雄 監，内田　学 編：姿勢から介入する摂食嚥下 脳卒中患者のリハビリテーション，メジカルビュー社，2017.
2）下元佳子：モーションエイドー姿勢・動作の援助理論と実践法－. 93-102, 中山書店，2015.
3）聖隷三方原病院嚥下チーム：嚥下障害ポケットマニュアル 第2版. 120-122, 医歯薬出版，2003.
4）日本嚥下障害臨床研究会：嚥下障害の臨床 第2版 リハビリテーションの考え方と実際，医歯薬出版，2008.

自己摂取者に対するポジショニング

スプーンに向かって首を無理やり突っ込む
（前傾前屈による頸部の過伸展）

最上谷拓磨

ポジショニング介入例

1）症例情報： 60 歳代，男性

　　診断名：脊髄小脳変性症　発症後 5 年経過

2）身体所見

　　意識レベル：清明，指示理解良好

　　筋力（握力）：右 21kg，左 18kg

　　筋緊張：正常

　　協調性：企図振戦あり，測定障害あり，運動分解なし

　　ROM：明らかな制限なし，

　　筋力（MMT）：頸部屈筋群 4，頸部伸筋群 4，腹筋群 3，背筋群 3，上下肢 4-5（近位筋優位
　　　　　　　　　に低下あり）

　　基本動作能力：起居－手すりを用いて可能

　　　　　　　　　端座位－正中位の保持は可能だが，外乱負荷時にはバランスを崩す

　　　　　　　　　起立－手すりを用いて可能

　　　　　　　　　移動－車椅子駆動可能

❗ 摂食・嚥下機能の問題点

・スプーン操作が拙劣で食物をこぼしている。

・過剰な体幹前傾と下顎の突出で口唇を食物に近づけて口腔内に取り込んでいる。

・食物を口腔内に取り込む際に吸い込んでいる。

第4章

😞 介入前の姿勢

図1 介入前の食事姿勢

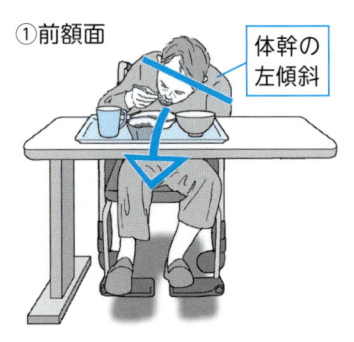
①前額面 — 体幹の左傾斜

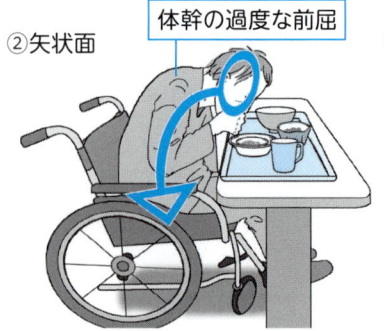
②矢状面 — 体幹の過度な前屈

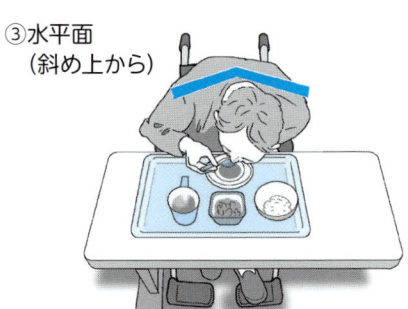
③水平面（斜め上から）

■姿勢の問題点

①座位保持に車椅子を要する。

②体幹の左傾斜がある。

③右肩甲帯の挙上と過度な肩関節外転がみられる。

④頸部の右回旋がある。

⑤体幹の過度な前屈がみられる。

⑥上記②～⑤により

　・上肢操作能力の低下がみられる。

　・嚥下関連筋の姿勢保持機能への参加が生じている。

⑦頭部後屈，下顎突出に伴う舌骨下筋の物理的伸張ストレスがある。

😀 介入後の姿勢

図2 介入後の食事姿勢

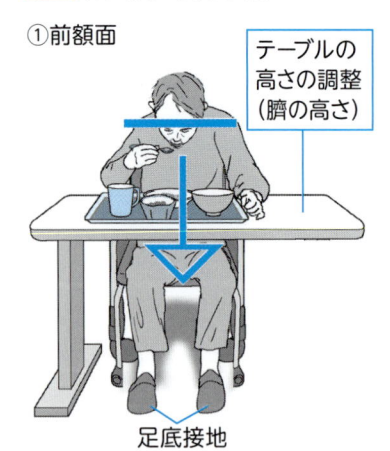
①前額面 — テーブルの高さの調整（臍の高さ）／足底接地

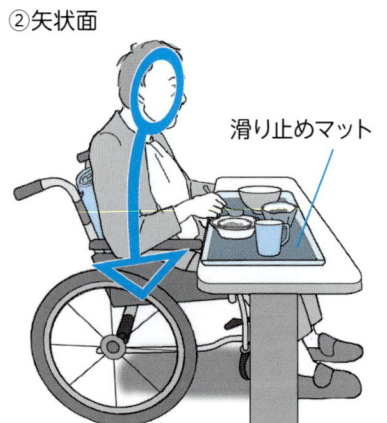
②矢状面 — 滑り止めマット

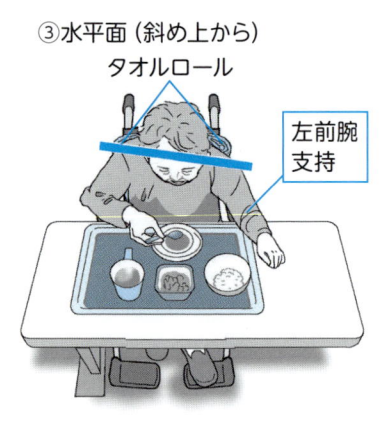
③水平面（斜め上から）タオルロール／左前腕支持

■姿勢の改善点

・体幹傾斜が改善され，正中化がみられた。

・頸部回旋が改善され，正中化がみられた。

・体幹前屈が軽減された。

・下顎の突出が軽減された。

・肩甲帯挙上と肩関節の外転が減少した。

・スプーンの移動距離が拡大し，安定性が向上した。

🔖 ポジショニングの方法

①バックサポートの両側にタオルロールを挿入
　する。
②テーブルの高さを調整する。
③左前腕が支持されるよう，テーブルの位置を
　調整する。
④足底を床に設置し，骨盤傾斜を制御する。
⑤食器下に滑り止めマットを敷く。

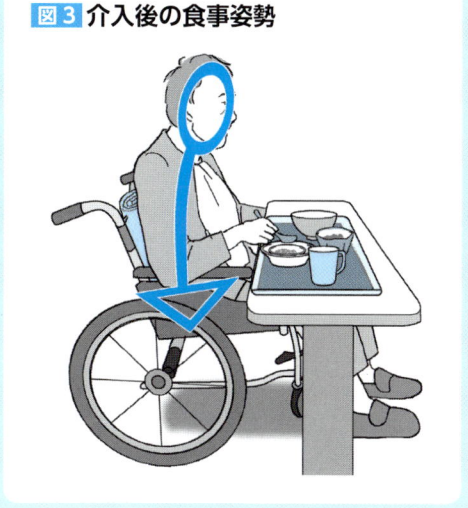

図3 介入後の食事姿勢

▌チェックポイント❶：タオルロールの挿入

目的：体幹の側方傾斜を抑制する。

方法：バスタオルを半分に折り，巻いて筒状にしたものをバックサポートの両端に挿入する。

▌チェックポイント❷：テーブルの高さ調整

目的：食物をスプーンですくいやすくする。
　　　前腕支持を行いやすくする。
　　　食物と口の距離を調整する。

方法：肘が自然と置けるよう臍の高さを目安に設定する。テーブルの高さが調整できない場合は椅
　　　子にクッションなどを敷き，座面を高くして対応する。

▌チェックポイント❸：左前腕支持

目的：支持基底面を広げ，テーブルからの反力を利用して体幹の前後・左右方向への傾斜を抑制する。

方法：テーブルをチェックポイント❷のとおり高さ調整し左前腕を置く。体幹の動揺や動作に伴う不
　　　随意運動で前腕が落下しやすいため，テーブル位置は腹部に近い位置に置く。

▌チェックポイント❹：足底接地

目的：支持基底面の拡大，床反力を利用した骨盤傾斜の制御。

方法：足底はフットサポートを用いずに床に設置する。小柄な対象者では足底が浮いてしまうことが
　　　あるため，足台を利用する。

ポジショニングの解釈

　スプーンに向かって首を無理やり突っ込む原因は，スプーンで食物を運ぶ能力が低下し食物がこぼれそうになることを認識した結果，口を近づけることで補おうとする行動が基となる。しかし，失調や筋力低下により体幹機能障害を呈していると，口を食物に近づけるために体幹を前傾することで背もたれを失い，座位の安定性は大きく低下する。その結果，体幹および頭頸部と上肢の協調性はさらに低下し食物を口に運ぶことが難しくなる。よってポジショニングのポイントは，体幹の動揺や傾斜を抑えることとスプーンが操作しやすいことである。

　体幹の動揺や傾斜を抑えるためには，体と椅子やテーブルとの接触面積を増やすことや支持基底面の拡大が必要である。背もたれとの接触面積および体側の接触面積を増やすためにはタオルロールを使用する。車椅子用に市販されている脇パット付き背クッションを使用してもよい。支持基底面の拡大には非利き手によるテーブルの前腕支持と足底接地を用いる。車椅子を使用している対象者ではフットサポート上に足を乗せていることが多いが，足底は収まりきらないことが多い。また，背の高い男性ではフットサポートに足を乗せることで大腿後面が座面から浮いてしまうことも多いため，足を床に着けることで接触面積も拡大する。足底が床に着くことで，食事動作に伴う重心の前方移動を制御するために必要な床反力を得やすくなることも座位安定性の向上に寄与する。

　スプーンが操作しやすい環境への調整としてはテーブル調整（図4）と食具が動きにくいよう滑り止めマットで対応する。スプーンが操作しやすい環境では体幹の傾斜や過度な肩甲骨挙上も軽減する。

図4 テーブルの高さと姿勢

①適切にテーブルの高さが調整された例

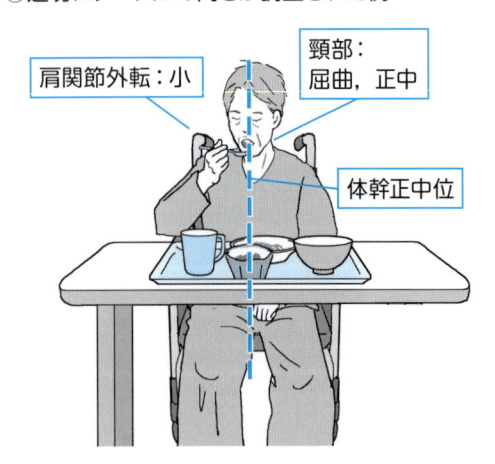

肩関節外転：小
頸部：屈曲，正中
体幹正中位

②テーブルが高すぎる例

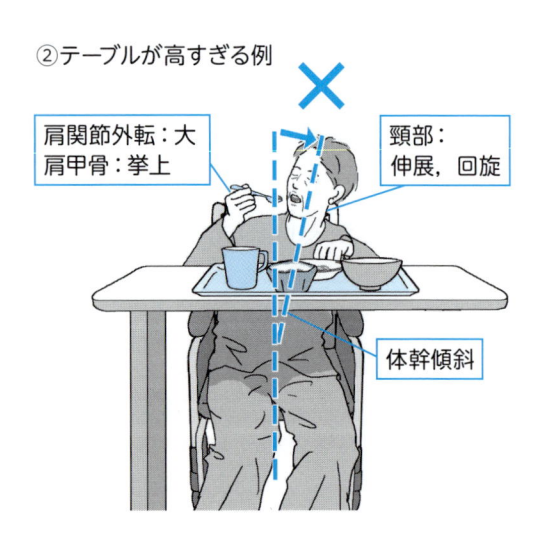

肩関節外転：大
肩甲骨：挙上
頸部：伸展，回旋
体幹傾斜

不良姿勢と嚥下障害の解釈

スプーンに向かって首を無理やり突っ込む姿勢は，体幹が前後左右に不安定となり，嚥下関連筋活動は姿勢保持に動員される。また，体幹の前傾はスプーンを操作する上肢において，肩関節の屈曲や外転，肩甲骨の挙上がより必要となる。不良姿勢では嚥下関連筋活動は低下し，姿勢保持に関与する胸鎖乳突筋の筋活動が増加することが示されている[1]。不安定な座位姿勢下で上肢活動が求められることにより，胸鎖乳突筋や僧帽筋は過活動となる一方で嚥下関連筋の活動は低下し，嚥下力は減弱する。さらに体幹前傾に伴う頭部後屈，下顎突出は舌骨下筋に物理的伸張ストレスを与え，喉頭挙上を不利にする（図5）。また下顎の過剰な運動は顎二腹筋と胸骨舌骨筋の収縮効率を制限するためさらなる嚥下力の減弱を招く[2]。

図5 体幹前傾に伴う頭部後屈と下顎突出による舌骨下筋（青字）に対する物理的伸張ストレス

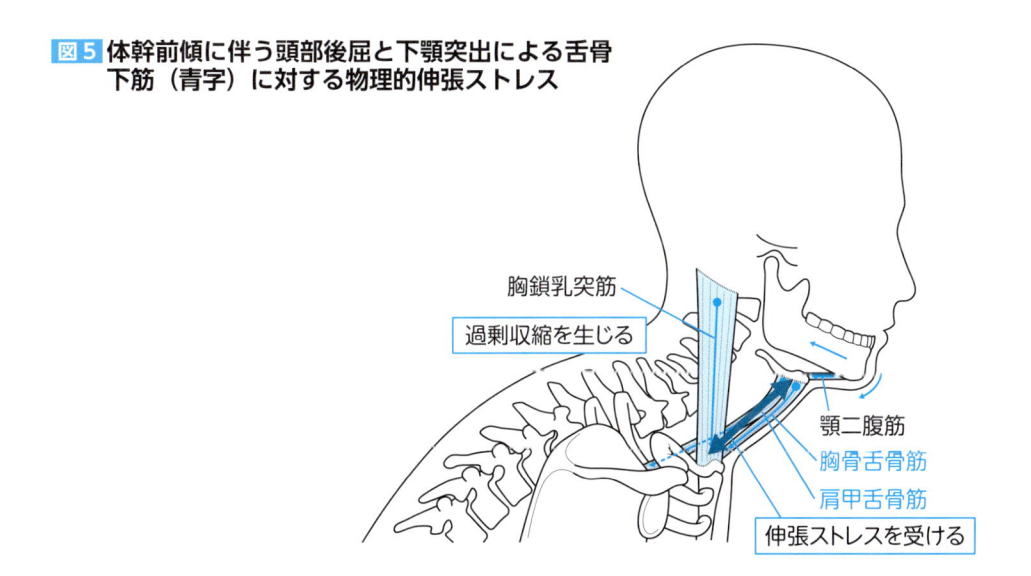

胸鎖乳突筋
過剰収縮を生じる
顎二腹筋
胸骨舌骨筋
肩甲舌骨筋
伸張ストレスを受ける

摂食は嚥下時に呼吸を抑制する機能との同期が必要である[3]。脊髄小脳変性症患者では吸気相に嚥下が生じやすいことが示唆されているが[1]，吸い込みによって食物を口腔内へ取り込むことは，吸気相に生じる嚥下をより強め誤嚥の頻度を増加させる可能性が考えられるため，対応すべき課題の1つである。

ポジショニングの効果

- 食物を口腔内へ取り込む能力が向上し食べこぼしが軽減する。
- 嚥下関連筋の姿勢保持への関与を軽減し，嚥下への作用を高める。
- 頭部後屈，下顎突出に伴う舌骨下筋の物理的伸張ストレスを軽減し，嚥下時の喉頭挙上を改善する。
- 食物を口腔内に取り込む際の吸い込みを軽減し，誤嚥頻度を減少する。
- 姿勢保持に必要な筋活動が軽減し，食事に伴う疲労を軽減する。

引用文献 　1）内田　学，ほか：脊髄小脳変性症患者の上肢・体幹に出現する運動失調と嚥下関連筋活動の関係．臨床福祉ジャーナル，11(11): 69-76, 2014.
　2）内田　学：SCDの誤嚥とリハビリ．難病と在宅ケア，19(8): 45-48, 2013.
　3）越久仁敬：中枢呼吸リズム生成機構．LUNG, 19: 317-321, 2011.

第4章

自己摂取者に対するポジショニング

前ずりが目立つ（骨盤と胸郭の可動性低下）

最上谷拓磨

ポジショニング介入例

1) 症例情報：80 歳代，女性

　診断名：脊髄小脳変性症　発症後 7 年で誤嚥性肺炎を発症し，加療目的に入院となった。

2) 身体所見

　意識レベル：指示理解は単純動作であれば可能だが，自発的な動作や発語は乏しい。

　筋力（MMT）：頸部屈筋群 3，頸部伸筋群 2，腹筋群 2，背筋群 2，三角筋 2，上腕二頭筋 3，
　　　　　　　　手指屈筋 4，腸腰筋 2，大腿四頭筋 3，前脛骨筋 4

　筋力（握力）：右 6kg，左 5kg

　筋緊張：亢進

　協調性：企図振戦あり，測定障害あり，運動分解−評価困難

　ROM：円背あり，股関節伸展− 20°，膝関節伸展− 50°

　ADL：起居−重介助

　　　　端座位−後方重心でバランスを崩すため要介助

　　　　起立−重介助

　　　　移動−車椅子全介助

摂食・嚥下機能の問題点

・上肢動作が拙劣かつリーチ動作ができず食物をスプーンですくえない。

・口唇を食物へ近づけることができない。

・上肢動作に努力を要し疲労しやすい。

・徐々に円背，頭部後屈，下顎の突出が増強し嚥下までの時間が延長する。

😫介入前の姿勢

図1 介入前の姿勢

①前額面　②矢状面　③水平面

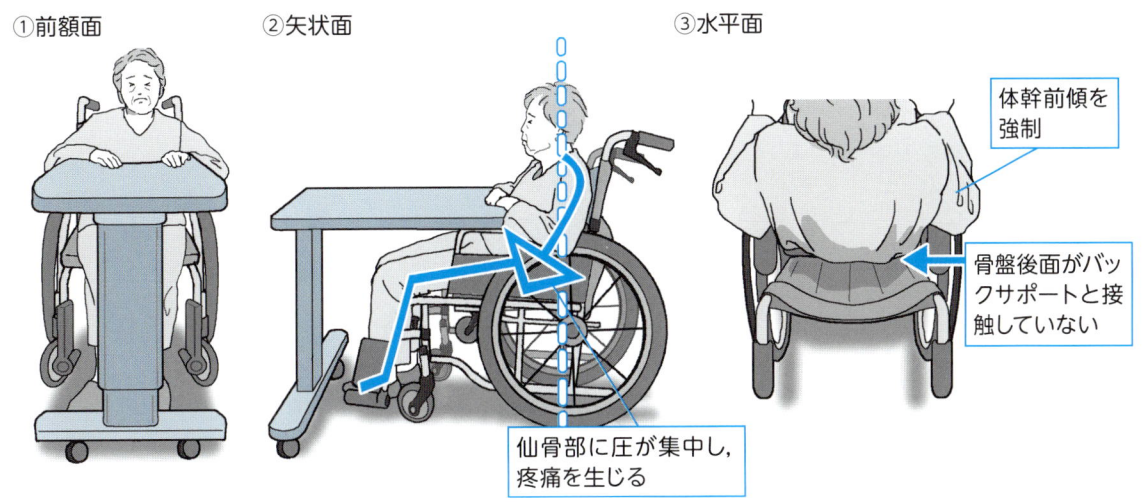

体幹前傾を強制

仙骨部に圧が集中し，疼痛を生じる

骨盤後面がバックサポートと接触していない

■姿勢の問題点

・座位保持に背もたれを要する。

・骨盤の後傾，殿部の前ずりがみられる。

・脊柱に円背がみられる。

・殿部に疼痛が生じている。

・頭部が後屈し，下顎が突出している。

・身体と車椅子の接触面積が減少している（骨盤後面，大腿遠位後面）。

・肩甲骨の挙上がみられる。

・体幹の前傾と，離背が困難である。

・上肢の挙上が困難である。

・前方へのリーチが困難である。

😊介入後の姿勢

図2 介入後の姿勢

①前額面　②矢状面　③水平面

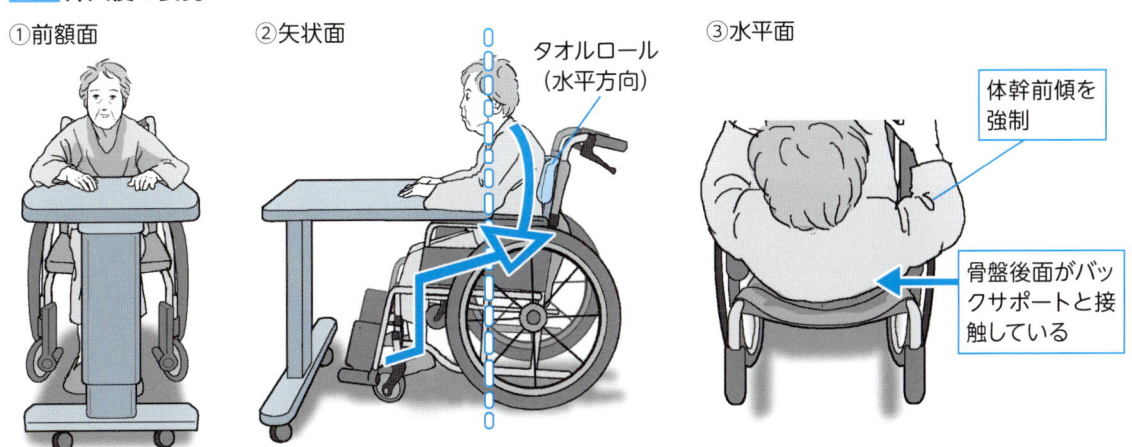

タオルロール（水平方向）

体幹前傾を強制

骨盤後面がバックサポートと接触している

■姿勢の改善点

・身体と車椅子の接触面積が増加した。

・殿部の疼痛が消失した。

・骨盤後傾が減少し，脊柱が垂直化したことで，頭頸部を前屈位で保持することが可能となった。

・頭部が骨盤より前方に位置するようになった。

・肩甲骨の挙上と，胸鎖乳突筋の過緊張が軽減した。

・体幹の前傾，離背，前方リーチが可能となった。

ポジショニングの方法

①座り位置を調整する。

②タオルロールを肩甲骨下端に挿入する。

③大腿遠位下面に折りたたみタオルを挿入する。

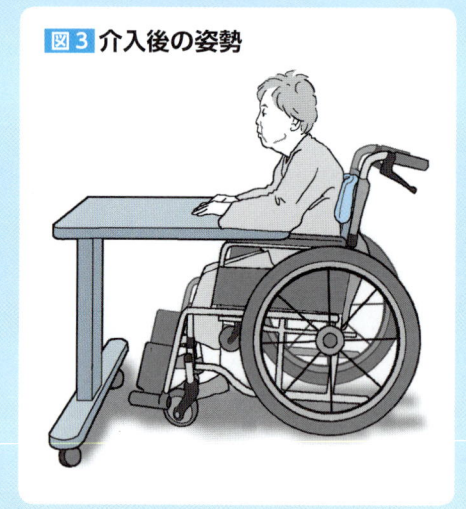

図3 介入後の姿勢

▌チェックポイント❶：座り位置の調整

目的：骨盤後傾，脊柱後彎の是正

　　　身体と車椅子の接触面積の増加

方法：他動的に体幹を前傾させ殿部を後方へ引き，仙骨後面がバックサポートに接するように調整する。

▌チェックポイント❷：タオルロールの挿入

目的：頭部を骨盤より前に位置させる

　　　殿部の荷重を大腿後面に移し，圧を分散させ疼痛を回避する

方法：筒状に巻いたタオルを用意し，肩甲骨下端を目安に挿入する。体幹前傾に伴い下方へ落下することを防止するには，タオルを筒状に巻く際に帯を一緒に巻き込み車椅子の後面で結ぶ（図4）。

図4 ポジショニング方法①タオルロールの挿入

側面　　　　　　　　　　　　上面　　　　　　　　　　　　後面

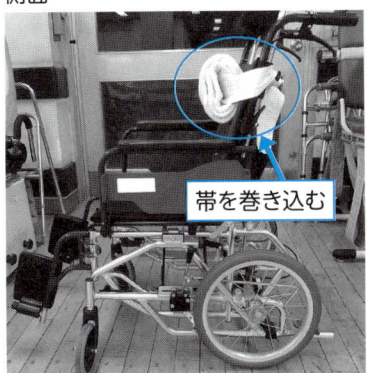
帯を巻き込む

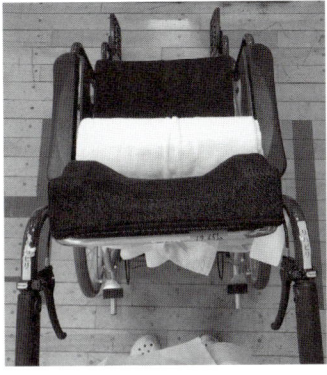

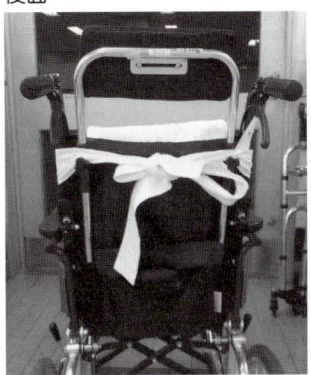

チェックポイント❸：大腿遠位下面への折りたたみタオルの挿入

目的：殿部前ずりの予防

　　　殿部の圧分散

方法：車椅子幅に折りたたんだタオルを座面の前方に敷く（図5）。必要に応じて滑り止めを座面
　　　とタオルの間に敷く。

図5 ポジショニング方法②座面前方を高くする

上面　　　　　　　　　　正面

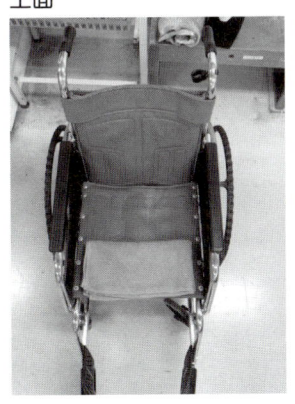

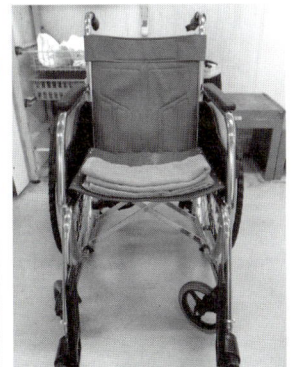

　前ずりの原因は，仙骨部への圧集中に伴う殿部の疼痛を回避する行動，重力に抗することができない，頭部が骨盤より後方に位置することで上肢の挙上動作に伴い骨盤の後傾が増強し前方へ滑る，などが挙げられる。そのため，ポジショニング時に考えるポイントは骨盤後傾と脊柱後彎の是正，身体と座面およびバックサポートとの接触面積の拡大，頭部が骨盤上または骨盤より前方に位置するように調整することである。

　「ポジショニングの方法」で示した方法は一例であるが，筋力低下や姿勢調節障害がより重度の対象者では普通型車椅子とタオルを用いた方法では十分なポジショニングに至らないことがある。その際にはティルト機能付き車椅子が有効となる。ティルト機能とは座面とバックサポートの角度は一定のまま後方へ倒れる機能のことである。バックサポートが後方へ倒れる機能としてはリクライニング機能が一般的であるが，バックサポートだけが後方へ倒れることで骨盤は後傾し，前ずりを助長することがある。ティルト機能であれば脊柱，骨盤，大腿の位置関係は変化しにくく，座面も後方に倒れるため殿部は前方へ滑ることができない。よって前ずりを予防することにつながる。しかし，ティルト機能を使用すると頭部は骨盤より後方へ位置することになるため，前方リーチを阻害し食事動作は行いにくくなる。そこで背部に楔板を使用すると体幹の前傾と頭部の前方移動が生じ，骨盤上に頭部を位置することができ，前方リーチは行いやすくなる（図6）。

図6 ポジショニング方法（ティルト機能などの利用）

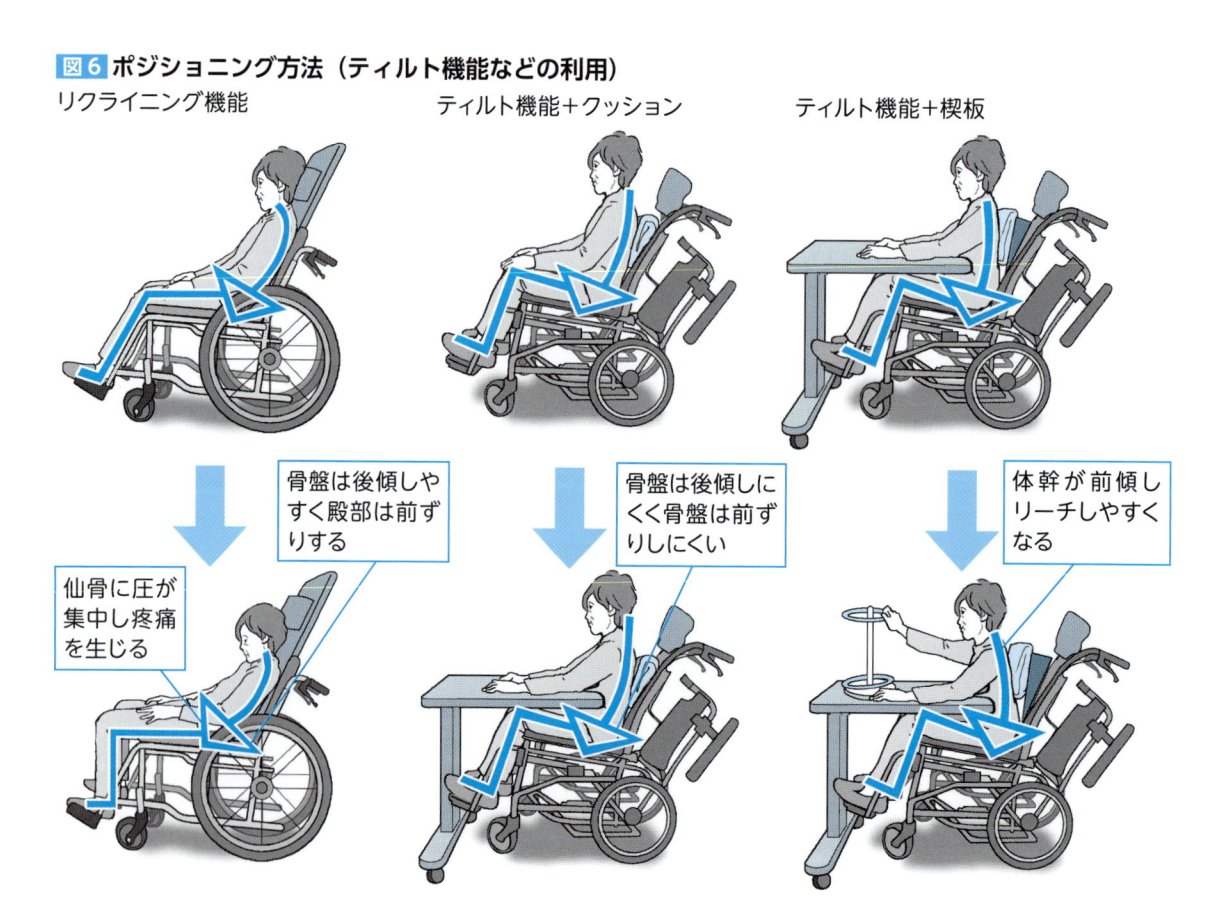

リクライニング機能　　　　　ティルト機能＋クッション　　　　　ティルト機能＋楔板

骨盤は後傾しやすく殿部は前ずりする

骨盤は後傾しにくく骨盤は前ずりしにくい

体幹が前傾しリーチしやすくなる

仙骨に圧が集中し疼痛を生じる

不良姿勢と嚥下障害の解釈

　前ずり姿勢は，骨盤と体幹の後傾，脊柱後彎，頸部過屈曲を呈する。この姿勢から食物を口腔内に取り込もうとすると頭頸部伸展による下顎の突出が生じる。体幹の後傾は咀嚼効率を低下させ，咀嚼時間が延長することが示唆されている[1]。また，頭頸部は正中位と比較して伸展位，屈曲位のどちらに位置しても嚥下筋群の筋活動は延長し，努力性嚥下を誘発することが示されている[2]。頸部屈曲位では，嚥下時に舌骨の上方への移動距離は短くなるが，舌骨が舌根部に圧迫され動きが制限されるため，嚥下には不利となる。前述したポジショニングでは体幹後傾の是正，頭頸部の正中化により咀嚼や嚥下の効率を改善することが期待できる。

ポジショニングの効果

・殿部の疼痛が軽減することにより座位保持時間が延長し離床機会が拡大する。

・離床機会の拡大は，筋力低下や呼吸機能低下などの廃用症候群を予防する。

・上肢活動時の努力が軽減し，食事に必要な食具の操作性やリーチ動作能力が向上する。

・頸背部の筋緊張が軽減することにより嚥下関連筋の活動が向上する。

・骨盤と体幹の後傾，脊柱後彎，頸部過屈曲，摂食時の下顎突出を軽減することで，咀嚼および嚥下の効率が改善する。

引用文献　1）原口祐希，ほか：健常者の体幹および頭頸部の姿勢変化が咀嚼の効率に及ぼす影響．理学療法科学，27(2): 171-175, 2012.
2）乾　亮介：頸部角度変化が嚥下時の嚥下筋および頸部筋の筋活動に与える影響－表面筋電図による検討－．日摂食嚥下リハ会誌，16(3): 269-275, 2012.

第4章

第5章

誤嚥の現状

誤嚥の現状

山口育子

はじめに

　肺炎の死亡率は高齢化と連動して増加し，2011年に脳血管疾患を抜いて死亡原因順位の第3位となった[1]。2017年に死因統計に使用する分類が変更されたことに伴い※，肺炎と誤嚥性肺炎は個別に示されるようになり，2017年時点で肺炎は第5位（年間死亡者数9万6,807人），誤嚥性肺炎は第7位（年間3万5,740人）となっている[2]。65歳以上の高齢者に限ってみると，高齢になるほど肺炎・誤嚥性肺炎による死亡率（死因順位）は高くなる[2]（図1，2，表1）。

※：死因分類は，2017年は「ICD-10（2013年版）」，2016年までは「ICD-10（2003年版）」による。

図1 主な死因別にみた死亡率（人口10万対）の年次推移

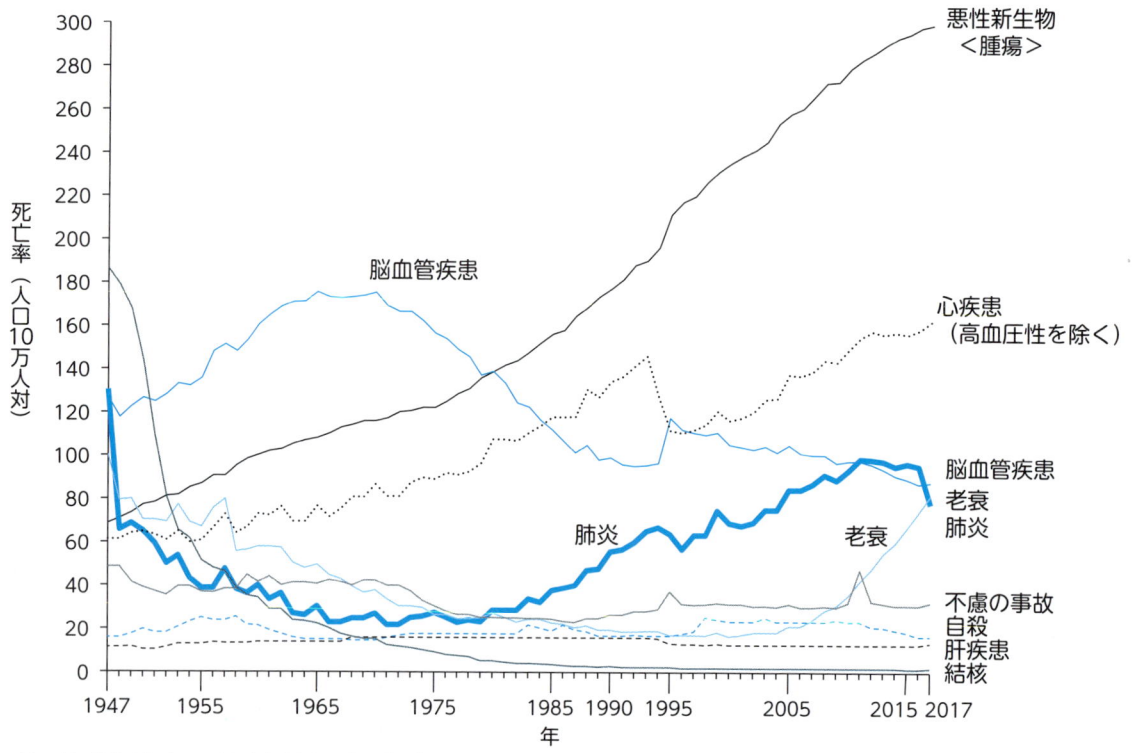

注：1）1994年までの「心疾患（高血圧性を除く）」は，「心疾患」である。
　　2）1994，1995年の「心疾患（高血圧性を除く）」の低下は，死亡診断書（死体検案書）（1995年1月施行）において「死亡の原因欄には，疾患の終末期の状態としての心不全，呼吸不全等は書かないでください」という注意書きの施行前からの周知の影響によるものと考えられる。
　　3）1995年の「脳血管疾患」の上昇の主な要因は，ICD-10（2003年版）（1995年1月適用）による原死因選択ルールの明確化によるものと考えられる。
　　4）2017年の「肺炎」の低下の主な要因は，ICD-10（2013年版）（2017年1月適用）による原死因選択ルールの明確化によるものと考えられる。

（文献1）より改変引用）

図2 主な死因別死亡数の割合（2017年）

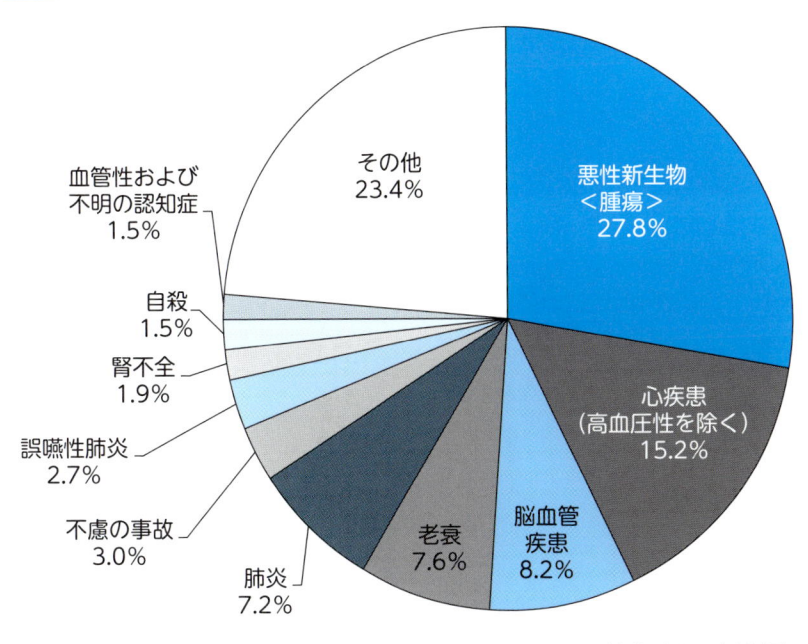

(文献1)より改変引用)

表1 死亡原因順位（年代別）（2017年）

	第1位	第2位	第3位	第4位	第5位	第6位	第7位	第8位	第9位	第10位
65～69歳	悪性新生物	心疾患	脳血管疾患	不慮の事故	肺炎	肝疾患	自殺	大動脈瘤および解離	糖尿病	**間質性肺疾患**
70～74歳	悪性新生物	心疾患	脳血管疾患	肺炎	不慮の事故	**間質性肺疾患**	肝疾患	大動脈瘤および解離	腎不全	**慢性閉塞性肺疾患**
75～79歳	悪性新生物	心疾患	脳血管疾患	肺炎	不慮の事故	**間質性肺疾患**	誤嚥性肺炎	腎不全	**慢性閉塞性肺疾患**	大動脈瘤および解離
80～84歳	悪性新生物	心疾患	脳血管疾患	肺炎	老衰	不慮の事故	誤嚥性肺炎	腎不全	間質性肺疾患	**慢性閉塞性肺疾患**
85～89歳	悪性新生物	心疾患	肺炎	脳血管疾患	老衰	誤嚥性肺炎	不慮の事故	腎不全	血管性等の認知症	**慢性閉塞性肺疾患**
90～94歳	心疾患	老衰	悪性新生物	肺炎	脳血管疾患	誤嚥性肺炎	血管性等の認知症	腎不全	不慮の事故	アルツハイマー病
95～99歳	老衰	心疾患	肺炎	悪性新生物	脳血管疾患	誤嚥性肺炎	血管性等の認知症	アルツハイマー病	腎不全	不慮の事故
100歳～	老衰	心疾患	肺炎	脳血管疾患	悪性新生物	誤嚥性肺炎	血管性等の認知症	不慮の事故	アルツハイマー病	腎不全

第5章

　このように，わが国では抗菌薬の進歩にもかかわらず年間13万人を越える人々が肺炎・誤嚥性肺炎で死亡している現状である[1]。その97%以上を65歳以上の高齢者が占め[2]，高齢者の肺炎のおよそ70%以上が誤嚥性肺炎であり，その原因の多くは不顕性誤嚥である[3,4]。

　脳血管障害，パーキンソン病，脊髄小脳変性症は特に嚥下障害が発生する頻度が高く，誤嚥性肺炎を引き起こしやすい代表的な疾患である。ここでは各疾患について，嚥下障害と誤嚥の特徴ならびに現状についてまとめる。

■脳血管障害の病態と摂食・嚥下障害

脳血管障害の死亡率は医療の進歩とともに低下してきたが，脳卒中の総罹患者数は 160 万人弱と依然として傷病別患者数は上位である[5]。脳の障害部位によって，四肢・体幹の運動麻痺，感覚麻痺，高次脳機能障害，バランス障害などさまざまな症状を呈する。摂食・嚥下障害も症状の 1 つであり，その原因と嚥下機能への影響は，以下の①〜④が主に挙げられる。

①延髄神経核への上位運動ニューロンの障害 (仮性球麻痺)

咽頭期の嚥下反射の遅延，喉頭挙上の減弱，喉頭蓋谷や梨状窩への食物残留などが認められる。

②脳幹部の延髄神経核から下位運動ニューロンの障害 (球麻痺)

嚥下反射の消失，食道入口部の開大不全などが認められる。

③高次脳機能障害

視覚失認や観念失行などを伴うと，食物の性状や形態が把握できない，物品の操作ができないなどにより，先行期，認知期が障害される。

④覚醒度の障害

解剖学的に嚥下を制御する中枢は延髄網様体に存在し，意識レベルを覚醒に保つ網様体と密接な関係がある。意識障害を伴う場合は先行期，認知期，口腔期も障害される。

脳卒中は嚥下障害の原疾患としても最多のものであり[6]，胃瘻の原疾患の過半数を占める[7]。また，嚥下障害が要因となって誤嚥性肺炎を発症することにより，全身状態の悪化や身体機能の回復を阻害することとなる。一般に大脳病変よりも脳幹部病変，初発より再発のほうが摂食・嚥下障害の重症度は高い。また，病巣部位による神経学的な症状だけでなく，嚥下障害の二次的因子として，片麻痺の影響で生じる姿勢や活動の非対称性，加齢によるオーラルフレイルや呼吸機能低下が嚥下運動の阻害因子となることが示されている[8]。

■脳血管障害片麻痺患者の誤嚥の特徴と現状

片麻痺患者は嚥下機能に直接的に障害をきたすことが多く，40 〜 70%は何らかの嚥下障害が認められるといわれる[9,10]。しかし，その多くは発症数日〜 1 カ月程度で比較的速やかに改善し，重度な嚥下障害が慢性期まで残存する症例は約 10%程度と報告されている[11,12]。つまり，脳卒中における嚥下障害は時間の経過とともに変容することになる。ここでは脳卒中の時期区分ごとに誤嚥の特徴と現状を示す。

急性期

①脳の直接的な障害により嚥下障害，誤嚥が発生する

急性期は患者の 70%程度に摂食・嚥下障害が生じる[13]。

広範囲梗塞，多発性梗塞，脳幹梗塞などは嚥下障害の高危険群である[14]。両側性では片側性の 2 倍，両側に神経症状を呈する患者の 70%に嚥下障害が存在するといわれる[15]。大脳皮質・皮質下型には高次脳機能障害を合併しやすく，認知機能障害は肺炎の危険因子である[14]。大脳基底核・内包型では誤嚥性肺炎を高率に合併し，両側病変で誤嚥頻度が増大する。

②注意・覚醒水準が変動しやすい

Japan Coma Scale (JCS) が 1 桁でないと経口摂取は開始しないが，意識レベルは時間経過で低下

することも多いため注意を要する[8]。

③誤嚥性肺炎発生のリスクが高い

呼吸器感染症発生の頻度は脳卒中患者の 22％である[16]。

Martino らは嚥下障害のある場合の肺炎の相対危険度は 3.17，誤嚥のある場合の相対危険度は 11.56 としている[17]。誤嚥性肺炎を最も注意すべき時期は発症後 7 日以内とされ，防止策は早期の嚥下機能評価と体位ドレナージ，口腔ケアである[18]。この口腔ケアに介助を要する患者は急性期病院退院時でも 69.4％と高い割合で存在する[19]。

回復期

①経口摂取の見極めの時期である

『脳卒中治療ガイドライン 2015』では脳卒中に伴う嚥下障害のため，発症から 1 カ月以上経口摂取が困難な場合には胃瘻での栄養管理が推奨されている[13]。

②摂食・嚥下機能，能力の改善が期待できる

回復期における摂食・嚥下障害の発生率は 20 ～ 30％であり，急性期より収束する[13]。

経管栄養の状態で回復期リハ病棟に入院した脳卒中患者の 71％は退院までに何らかの食事摂取が可能となり，53％は 3 食経口摂取可能となり経管栄養から離脱できたとの報告もある[20]。急性期に誤嚥や低栄養を回避するために一時的に必要な措置を取ることもあるが，回復期に適切で十分な嚥下リハビリテーションを実施することで，経口摂取も可能となりうる。

③誤嚥性肺炎発生のリスクが残存する

呼吸器感染症を合併する頻度は 13％である[16]。

身体機能の改善に伴って口腔ケア要介助者の比率は減少するが，回復期病院退院時でも 41.9％が要介護者として残存する[19]。

④脳卒中後うつ病 (post stroke depression ; PSD) の影響

脳卒中発症後から 1 カ月後には 30％の患者にうつ症状が存在し，長期的にみるとその頻度は 50 ～ 60％と高くなることが疫学調査で報告されている[21]。うつがあると心理的要因により摂食行動の動機付けに影響する。

慢性期 (生活期)

①嚥下障害の発生率はさらに収束する

生活期における摂食・嚥下障害の発生率は 10％と，回復期よりさらに収束する[13]。

②誤嚥性肺炎発生のリスクは高まる

呼吸器感染症の発生頻度は 23％となり，18 ～ 30 カ月では 29％と回復期より高率になる[16]。その原因には以下の③④が関連する。

③片麻痺の影響

片側の運動麻痺や感覚麻痺によって運動や姿勢の対称性が崩れる。長期間の非対称性は，一側の筋緊張を高め，アライメントを崩し，嚥下筋活動に不利に働く[22]。

④加齢と長期療養による廃用の影響

加齢に伴う筋力低下は円背や側彎など姿勢保持能力にも影響を及ぼし，呼吸器系の機能低下は誤嚥時の咳嗽や排痰能力に影響する。誤嚥しやすく，誤嚥時の防御反応の減弱した身体状況となる。廃用はこれらの加齢の影響に拍車をかける。

在宅や施設では，経年的に経口摂取が危険な状態に変化しているにもかかわらず，やむをえず経口摂取を続けているケースも多い。それに起因して食事摂取量が不十分となり低栄養を認める場合も少なくない。脳卒中患者の26％に発症後1年間で3kg以上の体重減少が認められる[23]。

パーキンソン病患者の誤嚥の現状

■パーキンソン病の病態と摂食・嚥下障害

　パーキンソン病は，中脳黒質ドパミン作動性ニューロンの変性・脱落による進行性の神経変性疾患である。錐体外路系が障害されるため，4大徴候といわれる「安静時振戦，筋強剛（筋固縮），無動・寡動，姿勢反射障害」などの運動症状が出現する。さらに非運動症状として嗅覚障害などの脳神経症状，流涎，起立性低血圧，排尿障害などの自律神経症状，抑うつ，不安などの精神症状もきたす。

　さまざまな症状を呈するパーキンソン病患者において，摂食・嚥下障害の発生頻度は高い。野崎は，摂食・嚥下障害を起こす要因について，①錐体外路症状：振戦・寡動・強剛・姿勢反射障害・姿勢異常（斜め徴候）による摂食動作や嚥下運動の異常，②嚥下運動の協調（連携）運動障害，③嚥下関連器官における感覚障害，④自律神経障害の4つを示している[24]。これらの障害は摂食嚥下の一連のプロセスである先行期から食道期のすべての相に影響を与えることになり，各期において次のような所見を認めるとされている[24]。

先行期・認知期：うつ症状や認知障害による摂食障害，上肢の振戦・強剛，斜め徴候による摂食動作の障害。

口腔期：すすり飲み，舌のポンプ運動・ジスキネジア，舌運動・咀嚼運動の緩慢，嚥下運動のためらい，顎の強剛，流涎，口渇，嚥下前の咽頭流入，舌圧の低下。

咽頭期：嚥下反射の遅延，咽頭蠕動の緩慢・減弱，喉頭蓋の運動障害，喉頭挙上運動の緩慢・減弱，喉頭蓋谷や梨状窩への食物などの貯留，喉頭侵入・誤嚥。

食道期：上部食道括約筋の機能不全，食道蠕動の減弱，胃食道逆流。

その他：頸下がり・頸部筋の強剛による口腔・咽頭の移送障害。

■パーキンソン病患者の誤嚥の特徴

　わが国におけるパーキンソン病患者の死因は，肺炎・気管支炎38.9％，悪性新生物13.3％，心疾患10.7％，窒息6.6％，栄養障害6.6％，脳血管障害5.8％との報告がある[25]。肺炎・気管支炎，窒息，栄養障害については，摂食・嚥下障害が影響していると考えられる。パーキンソン病の摂食・嚥下障害は重要な予後決定因子といえる。

　パーキンソン病患者の誤嚥の特徴を以下にまとめる。

①嚥下障害の発生頻度が高い

　軽症の摂食・嚥下障害も含めると50％以上に嚥下障害が存在する[26]。

②多様な障害がみられる

　前述のとおり，嚥下プロセスの各相においてさまざまな障害が起こりうる。また協調運動障害が経年的に重篤になることから，咳嗽時に呼吸補助筋が協調的に収縮しないことにより，有効な咳嗽が起こらない[27]。

③不顕性誤嚥が多い

　感覚神経の変性により知覚が低下し，嚥下障害の自覚症状が乏しく不顕性誤嚥も多い[28]。患者の30

～ 80%程度が嚥下障害を自覚している一方，不顕性誤嚥も 15 ～ 33%にみられる[29]。誤嚥性肺炎が死因となるため，嚥下評価を行い，対処方法を検討する必要がある。

④運動機能とは関連しない

パーキンソン病の Hoehn & Yahr の重症度に伴って嚥下障害の頻度が高くなることが知られている。しかし，嚥下機能は必ずしも重症度や臨床症状（Unified Parkinoson's Disease Rating Scale）と相関しない[30]。病初期から嚥下障害が出現することもあり，身体機能障害が軽症でも，誤嚥や咽頭残留がある場合がある。

⑤嚥下障害が変動する

抗パーキンソン病薬の副作用の影響により，ジスキネジア（不随意運動），口腔乾燥，wearing-off 症状が摂食・嚥下機能に影響する。off 時の嚥下機能は低下し誤嚥リスクも高まるため誤嚥防止対策が重要となる[30]。

⑥悪性症候群で必発する

脱水時や急に抗パーキンソン病薬を中断したとき，向精神薬を投与したときにみられる悪性症候群では，パーキンソン症状が急性増悪し，摂食・嚥下障害は必発である。

脊髄小脳変性症患者の誤嚥の現状

■脊髄小脳変性症の病態と摂食・嚥下障害

脊髄小脳変性症（spinocerebellar degeneration ; SCD）とは，小脳をはじめ脳幹や脊髄などの神経細胞が次第に脱落する神経変性疾患の総称である。SCD は，遺伝の有無により遺伝性と孤発性に分けられ，遺伝性では遺伝形式，孤発性では障害されている神経系の種類によって分類される。孤発性 SCD は，SCD の約 70%を占める病型で，代表的な病型として多系統萎縮症（multiple system atrophy ; MSA）が挙げられる。特定疾患受給者証の交付者数から想定される患者数は，2013 年度末時点の全国統計では，SCD が 2 万 6,250 人，MSA は 1 万 1,956 人である[31]。

SCD の症状は，歩行時のふらつき，構音障害および嚥下障害などの小脳性運動失調，動作緩慢や筋強剛などのパーキンソニズム，起立性低血圧や排尿障害などの自律神経症状である。症状の進行に伴い嚥下障害が重症化する症例も多く，栄養補給および誤嚥防止などの嚥下障害対策を含めた栄養管理が必要とされる[32]。MSA では多系統（小脳系に加えて錐体路系，錐体外路系，脳幹の脳神経核・神経線維）に変性が生じ，重度の嚥下障害をきたすケースが多い。変性部位によって嚥下障害の症状は次のように示されている[33]。

小脳系：舌の協調運動障害のため食塊形成不良，送り込み障害により長時間の口腔内貯留がみられる。もしくは勢いよく食物が咽頭に送り込まれ，またタイミングのずれも重なり，嚥下反射が間に合わず誤嚥を生じる。また体幹や上肢の失調は，先行期の摂食動作を困難にする。

脳幹の脳神経核：嚥下中枢に至る求心路・遠心路の障害で嚥下反射が起こりにくくなり，嚥下関連筋群がうまく働かない。自律神経に関連する神経核が侵されると消化管の蠕動障害が出現。食道期に蠕動低下・逆流などが起こる。

錐体外路系：舌の振戦による口腔期障害，体幹（特に頸部）の筋緊張異常で嚥下に適した姿勢がとりにくくなる。

錐体路系：両側が障害されると重度の嚥下障害をきたす可能性がある。

■脊髄小脳変性症患者の誤嚥の特徴

中馬らは，SCD 患者を対象に日常で困っていることに関するアンケート調査を行い，話しづらさ，食事中のむせ込み，疲れやすいなど構音障害や摂食・嚥下機能，呼吸機能に関する内容が多いことを示している [34]。MSA-C（診察時に小脳性運動失調が主体であるもの）は発症から 1 ～ 3 年で口腔送り込みが障害され，4 ～ 6 年では咽頭期の障害を認め，7 年以降になると 40%以上に誤嚥性肺炎の既往をもつようになる。発症から 5 年以内に嚥下機能障害が出現することが多い [35]。また，主に MSA において，声帯の外転麻痺（声門が開かなくなる）により気道閉塞が起こるため，気管切開や誤嚥防止術が検討される。著者らは，SCD 患者の多くは日々の食事場面で度重なる誤嚥を呈することが多いにもかかわらず，嚥下造影などのスクリーニング検査で陽性と判定されない患者を数例経験しており [36]，SCD は反復嚥下により嚥下関連筋に末梢性の疲労が生じ円滑な嚥下が困難になるという特徴がある [37]。

パーキンソン病や脊髄小脳変性症のように嚥下障害が緩徐に進行するタイプでは，患者に摂食・嚥下障害の病識が乏しいことが多く，うつ症状や認知障害を伴うことも少なくない。一般に認知障害を合併すると摂食・嚥下障害は重症であるとの報告がある [38]。

SCD 患者の栄養状態は，病型により異なるが，嚥下障害を有する場合は，嚥下障害がない場合と比較して悪化する。その場合は BMI の低下が著しく，低体重，低アルブミン血症および貧血の発症率が高い [32]。

まとめ

神経疾患患者における摂食・嚥下障害は高頻度で出現し，生命予後を左右する誤嚥性肺炎も多く出現する。したがって，代表的な臨床症状にのみ目を向けた歩行練習や動作練習などに固執するのではなく，摂食・嚥下機能にも着眼点を置いた適切な評価と具体的な介入がなされるべきである。長期化に伴う肺炎や栄養障害，経管栄養法による合併症への対策が必要である。患者の摂食・嚥下能力を最大限に引き出すことが，患者の QOL 向上に寄与する。

1) 厚生労働省：平成 29 年 (2017) 人口動態統計月報年計 (概数) の概況 (http://www.pinkribbonfestival.jp/about/pdf/h29.pdf) (2019 年 1 月 6 日時点)

2) 厚生労働省：人口動態調査 2017 年 (http://www.mhlw.go.jp/toukei/list/81-1.html) (公開年月 2018-09-07 14:00) (2019 年 1 月 6 日時点)

3) Teramoto S, et al.: High incidence of aspiration pneumonia in community- and hospital-acquired pneumonia in hospitalized patients: a multicenter, prospective study in Japan. Am Geriatr Soc, 56 (3) : 577-579, 2008.

4) 寺本信嗣：肺炎の治療と再発予防. 総合リハビリテーション, 37 (2) : 122-125, 2009.

5) 厚生労働省：平成 26 年 (2014) 患者調査の概況 (https://www.mhlw.go.jp/toukei/saikin/hw/kanja/14/) (2019 年 1 月 6 日時点)

6) Baba M, et al.: Dysphagia rehabilitation in Japan. Phys Med Rehabil Clin N Am, 19: 929-938, 2008.

7) Suzuki Y, et al.: Survival of geriatric patients after percutaneous endoscopic gastrostomy in Japan. World J Gastroenterol, 28: 5084-5091, 2010.

8) 吉田　剛 監, 山田　実 編：理学療法実践レクチャー 栄養・嚥下理学療法, 145-156, 医歯薬出版, 2018.

9) Jauch EC, et al.: Guidelines for early management of patients with acute ischemic stroke. A guideline for healthcare professionals from the American Heart Association/American Stroke Association. Stroke, 44: 870-947, 2013.

10) Mann G, et al.: Swallowing function after stroke : prognosis and prognostic factors at 6 months. Stroke, 30: 744-748, 1999.

11) Barer DH: Natural history and functional consequences of dysphagia after hemispheric stroke. J Neurol Neurosurg Psychiatry, 52: 236-241, 1989.

12) Daniels SK, et al.: Aspiration in patients with acute stroke. Arch Phys Med Rehabil, 79: 14-19, 1998.

13) 日本脳卒中学会脳卒中ガイドライン委員会：脳卒中治療ガイドライン, 16-17, 協和企画, 2015.

14) 日本神経治療学会治療指針作成委員会：標準的神経治療：神経疾患に伴う嚥下障害. 神経治療学, 31 (4) : 437-470, 2014.

15) Veis SL, Logemann JA: Swallowing disorders in persons with cerebrovascular accident. Arch Phys Med Rehabil, 66 (6) : 372-375, 1985.

16) Langhorne P, et al.: Medical complications after stroke: a multicenter study. Stroke, 31: 1223-1229, 2000.

17) Martino R, et al.: Dysphagia after stroke: incidence, diagnosis, and pulmonary complications. Stroke, 36: 2756-2763, 2005.

18) 高橋哲也 編：理学療法 NAVI ここで差がつく "背景疾患別" 理学療法 Q&A, p.7, 医学書院, 2016.

19) 高畠英昭：脳卒中患者の口腔ケア自立度とエビデンスに基づく口腔ケア法. 日本クリニカルパス学会誌, 17 (3) : 358-361, 2015.

20) 小川　彰：高齢脳卒中患者をモデルとした栄養管理と摂食機能訓練に関するアルゴリズムの開発および経口摂取の状態の改善効果の検証：平成 25 年度総括・分担研究報告書：厚生労働科学研究補助金長寿科学総合研究事業, p.27, 2014.

21) Stefano P: Epidemiology and treatment of post-stroke depression. Neuropsychiatr Dis Treat, 4 (1) : 145-154, 2008.

22) 酒井康成, 山鹿隆義：姿勢と嚥下の関係. 姿勢から介入する摂食嚥下　脳卒中患者のリハビリテーション (森若文雄 監, 内田　学 編), 67-79, メジカルビュー社, 2017.

23) Jönsson AC, et al.: Weight loss after stroke: a population-based study from the Lund Stroke Register. Stroke, 39 (3) : 918-923, 2008.

24) 野崎園子：神経・筋疾患の摂食・嚥下障害. 臨床栄養, 111 (4) : 474-481, 2007.

25) Nakashima K, et al.: Prognosis of Parkinson's disease in Japan. Tottori University Parkinson's Disease Epidemiology (TUPDE) Study Group. Eur Neurol, 38 (Suppl2) : 60-63, 1997.

26) Leopold NA, Kagel MC: Laryngeal deglutition movement in Parkinson's disease. Neurology, 48: 373-375, 1997.

27) 山本ともみ, 遠藤正裕：パーキンソン病患者の Cough Peak Flow の経年変化に影響を与える要因の検討. 日本呼吸ケア・リハビリテーション学会誌, 26 (2) : 320-322, 2016.

28) 井口はるひ, 芳賀信彦：神経筋疾患における嚥下障害と摂食嚥下リハビリテーションの実際. The Japanese Journal of Rehabilitation Medicine, 53 (7) : 544-550, 2016.

29) Olanow CW, et al.: An algorithm (decision tree) for the management of Parkinson's disease: treatment guidelines. Neurology, 56: S1-S88, 2001.

30) パーキンソン病治療ガイドライン 2011, 126-129, 医学書院, 2011.

31) 高嶋修太郎：脊髄小脳変性症・多系統萎縮症の病態と日常生活のポイント. 難病と在宅ケア, 22 (2) : 46-50, 2016.

32) 伊藤菜津貴, ほか：脊髄小脳変性症患者における病型別の栄養状態の検討. 医療, 70 (3) : 135-141, 2016.

33) 浦上祐司：[第 3 部] 脊髄小脳変性症の摂食嚥下障害の対応策. 難病と在宅ケア, 19 (1) : 21-25, 2013.

34) 中馬孝容：脊髄小脳変性症者のニーズと在宅での取り組み. Journal of Clinical Rehabilitation, 23 (6) : 540-546, 2014.

35) 山本敏之：神経変性疾患の摂食・嚥下障害とコミュニケーション障害へのアプローチー多系統萎縮症の摂食・嚥下障害とその対策. コミュニケーション障害, 89-94, 2013.

36) 内田　学：SCD の誤嚥とリハビリ. 難病と在宅ケア, 19 (8) : 45-48, 2013.

37) 内田　学, ほか：脊髄小脳変性症の反復嚥下課題によって生じる嚥下関連筋の機能変化－表面筋電図を用いた嚥下機能の時系列解析－. 臨床福祉ジャーナル, 12 (12) : 32-37, 2015.

38) 金藤大三：多系統萎縮症における嚥下動態評価と摂食・嚥下障害アンケート調査　厚生労働省精神・神経疾患研究委託費　政策医療ネットワークを基盤にした神経疾患の総合的研究. 総括研究報告書 (平成 15 年度～平成 17 年度), 93-95, 2006.

第5章

誤嚥を客観的に検査する方法

直接的検査

山口育子

神経疾患患者の摂食・嚥下障害は，誤嚥性肺炎，低栄養，窒息，脱水などの原因となり転帰不良と死亡のリスクを増加させる。そのため，経口摂取の可否を判定するには適切な評価が必要となる。さらに，経時的に変化する身体機能や摂食・嚥下機能に対応したリハビリテーションを実施するには，時期に合わせた的確な評価が重要である。

本項では，神経疾患患者に対して一般に行われる検査を，機器を用いて嚥下状態を直接観察する直接的検査と，症状などで嚥下状態を推察する間接的検査について概説する。

嚥下造影検査（video fluorography；VF）（図1）

本検査はX線で透視しながら造影剤を嚥下させることにより，口腔から咽頭，食道へと流れる状態を確認することができ，ゴールドスタンダードとして実施される検査である。

標準的な方法は，患者を透視台に直立させ，1回につき10mLの造影剤を，できるだけ頭位は変化させずに1回で嚥下するように指示する。嚥下開始の合図をした後，被検者に任意のタイミングで嚥下を行わせ，正面と側面の2方向で約10秒間の記録を行う。

造影剤は一般的に硫酸バリウムが用いられる。誤嚥した場合に気管支に付着して残ることがあるが，少量ならば線毛運動で排泄されるので肺毒性はない。濃度の調節が容易であり，ゼリーにしたりバリウムパウダーを使ってクッキーにしたりすることもできる。誤嚥が予想される場合，血管造影剤を用いることもあるが，血管造影剤はバリウムに比較して粘性がかなり低い。粘性が異なれば嚥下動態に影響するため，血管造影剤に粘性付加剤を添加し，粘性を目的に応じて調整することも1つの方法である。低粘性の嚥下物は咽頭への流入速度が速く，嚥下惹起の遅延※1が検出されやすくなる。一方，高粘性造影剤では咽頭クリアランス※2の負荷が高くなり，クリアランス障害の検出に適している。

図1 VF

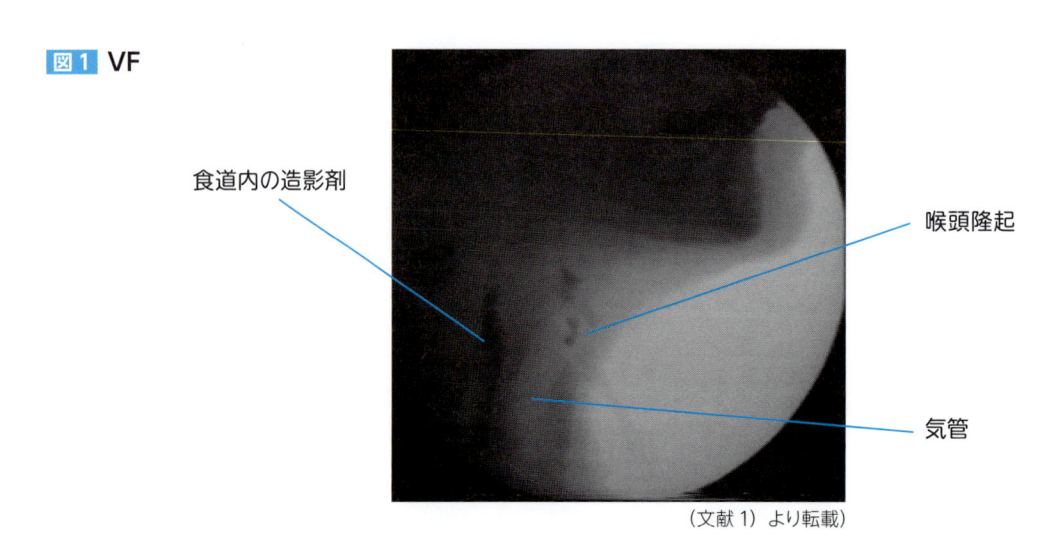

食道内の造影剤

喉頭隆起

気管

（文献1）より転載）

※ 1：咽頭期嚥下の惹起性の評価には喉頭挙上遅延時間（delay time of laryngeal elevation；LEDT）を用いる。正常値は 0.35 秒以下で，皮質延髄路の障害などにより嚥下惹起が遅延すると有意に延長する[2]。

※ 2：嚥下の咽頭クリアランスは 1 回の嚥下で食塊を咽頭から食道へ移送できる程度を示すものである。コンピュータを用いて定量化することも可能である[3]。咽頭クリアランスの低下は嚥下圧の低下，食道入口部の開大不良を反映する。健常者の咽頭クリアランスは 60 歳以上の高齢者でもよく保たれている。

　本検査の長所としては，嚥下動態をすべて観察することができることや，嚥下時の姿勢を，座位やリクライニング位などと変更し，現在の患者の嚥下状態に最も安全で有効と考えられる姿勢での嚥下を実際に施行して効果検証が可能である点が挙げられる。一方，短所としては，被曝させていることから長時間や複数回の検査が困難であることや，透視室以外では評価が行えないといった点が挙げられる。

　透視した状態で，食塊とそのまとまり方，嚥下器官の各運動とタイミング，咽頭残留や誤嚥の状態，複数回嚥下の有無などを視覚的に評価する。特に，舌骨・喉頭の前上方挙上，舌根後退の程度，咽頭収縮の強さ，喉頭蓋閉鎖，食道入口部開大，食塊の早期咽頭流入，喉頭蓋谷への貯留，気道侵入などの確認が重要である。日本摂食嚥下リハビリテーション学会がまとめた VF における観察項目を**表 1**に示す[4]。

表1　嚥下造影検査の観察項目

検査食の動態	解剖学的構造の異常・動き
口唇からのこぼれ	形態学的異常（口腔）
咀嚼状態	口唇の開閉
食塊形成	下顎の動き
口腔残留（前庭部・口底部・舌背部）	舌の動き
咽頭への取り込み	舌軟口蓋閉鎖
早期咽頭流入	形態的異常（咽頭）
咽頭通過	舌根部の動き
誤嚥・咽頭侵入とその量	鼻咽喉閉鎖
口腔への逆流	舌骨の動き
鼻咽喉への逆流	喉頭挙上
咽頭残留・咽頭滞留（貯留）　（咽頭蓋谷・梨状陥凹）	喉頭蓋の動き
食道入口部の通過	喉頭閉鎖
	喉頭壁の収縮
	食道入口部の開大
食道残留	形態学的異常（食道の蛇行・外部からの圧迫など）
食道内逆流	食道蠕動
胃食道逆流	下食道括約筋部の開大

（文献 4）より改変引用）

第6章

嚥下内視鏡検査（video endoscopy；VE）（図2）

　本検査は，着色水やゼリー，プリンなどを嚥下させ，鼻咽喉ファイバースコープを用いて，直接的に視覚により嚥下状態を確認する検査である。

　経鼻的に内視鏡を挿入した後，声門閉鎖の機能や，食塊の咽頭残留，喉頭侵入，嚥下反射時の鼻咽頭腔閉鎖などの状態，カーテン徴候の有無，唾液の貯留，咽頭の汚染の程度を観察する。さらに，喉頭粘膜を直接内視鏡先端にて触れることにより感覚およびその左右差についても評価が可能である点や喉頭閉鎖

図2 VE

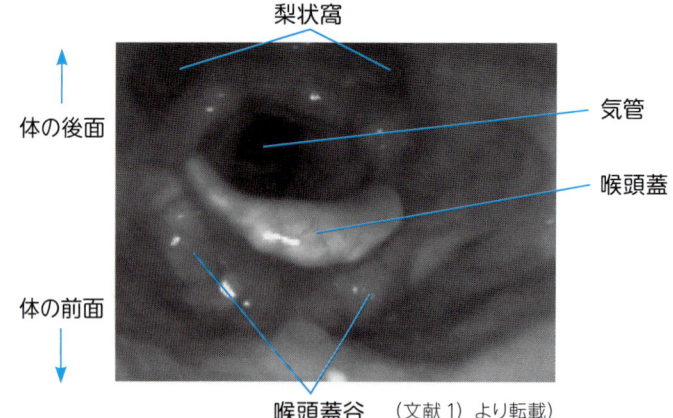

梨状窩
気管
喉頭蓋
体の後面
体の前面
喉頭蓋谷　（文献 1）より転載）

機能の検査は，発声と息こらえをさせて閉鎖の確実性を観察する。ファイバースコープの先端で咳反射を誘発させて咽頭や喉頭の感覚を確認することもできる。

　長所としては，携帯性に優れており病室や在宅など場所を問わず実施が可能である点や，状態が不安定で体動が困難な急性期の患者にも実施できる点，さらに，被曝の危険性がないため，複数回の検査が可能であり，実際の食事を用いて検査することも可能である点が挙げられる。嚥下障害では，食形態や水分など性状の違いにより反応が異なるため複数回実施できることは意義が大きい。短所としては，咽頭期に特化した検査であることから，準備期，口腔期などの検査，また咽頭期嚥下の最も重要な瞬間の咽頭壁の収縮や食道入口部の弛緩が観察できない。実際に嚥下物を嚥下した瞬間は画面がホワイトアウト[※3]し，観察することができず，その後の所見により誤嚥の有無を評価することとなる。聖隷嚥下チームがまとめるVE の観察項目を表 2 に示す[5]。

※3：嚥下した瞬間，画像が真っ白になり観察不能になる現象のこと。咽頭の筋がしっかり収縮してカメラの先端に接触するために起こる。咽頭収縮能を示す所見であり，時間が短縮すると，収縮能低下を疑う。

表2 嚥下内視鏡検査の観察項目

- ・咽頭，喉頭の器質的異常の有無
- ・軟口蓋の不随意運動（ミオクローヌスなど）の有無
- ・鼻咽喉閉鎖状態（発生時，嚥下時）
- ・咽頭，喉頭の不随意運動の有無
- ・声帯の運動
- ・咽頭・喉頭の感覚障害の有無
- ・咽頭・喉頭の粘膜，分泌物，唾液の状態
- ・嚥下反射の遅延の有無
- ・随意的嚥下（空嚥下，摂食時）
- ・鼻咽腔への逆流の有無
- ・食塊形成の程度
- ・咽頭への送り込み
- ・咽頭壁の動き不良・嚥下圧の低下
- ・嚥下前後の誤嚥の有無
- ・嚥下直後の声門，声門下の観察
- ・咽頭のクリアランス（複数回嚥下時の残留の程度）
- ・誤嚥時の咳による喀出能
- ・代償的方法，リハビリテーション手技の効果確認

（文献 5）より改変引用）

■内視鏡を用いた不顕性誤嚥を検出する Endoscopic Supine Swallow-Evoking Test（ESSET）

仰臥位にて着色水を0.1mL/秒程度の速度にて注入し，内視鏡にて嚥下反射惹起について観察するものであり，そのときの総注入量を測定する方法。総注入量が1mL以上になると不顕性誤嚥に伴う誤嚥性肺炎を引き起こしやすいとされる[6]。

超音波画像診断

本検査は，オトガイ下部，甲状軟骨外側にプローブを当てて，嚥下中の舌と舌根部を含む咽頭部および軟口蓋の動態を評価する検査である。

被曝など声帯への危険性が少なく，さまざまな食品の嚥下状態を観察することができ，一口での嚥下量も設定が可能である。Bモード画像で嚥下時の舌運動を観察でき，1回の嚥下に要する時間が測定できる[7]。しかし，超音波画像診断では咽頭運動を視覚化することは可能であるが，誤嚥の有無や程度を判定することは困難である。著者らは，この短所を補うため，超音波画像診断装置と心音マイクを用いて，嚥下時の咽頭運動評価の妥当性と再現性を検討し，咽頭運動時間とその間の平均周波数解析により誤嚥状態にある患者の定量的な評価として有効な手段であることを示し，VFを用いた測定値と比較しても同程度の再現性を得ている[8]。

引用文献

1) 山口育子：脳卒中患者の嚥下障害の評価．姿勢から介入する摂食嚥下 脳卒中患者のリハビリテーション（森若文雄 監，内田 学 編），35-47，メジカルビュー社，2017.

2) 日本神経治療学会治療指針作成委員会：標準的神経治療：神経疾患に伴う嚥下障害．神経治療学，31（4）：437-470，2014.

3) Umezaki T, et al.: Quantitative measurements of pharyngeal clearance in the videofluoroscopic swallowing study. Deglutition, 3: 118-126, 2013.

4) 二藤隆春，ほか：嚥下造影の検査法（詳細版）日本摂食嚥下リハビリテーション学会医療検討委員会 2014年度版．日摂食嚥下リハ誌，18（2）：166-186，2014.

5) 藤島一郎，聖隷嚥下チーム：嚥下障害ポケットマニュアル 第3版．医歯薬出版，2011.

6) Kiyohara H, et al.: Evaluation of volitional and reflexive swallowing in elderly patients with a history of pneumonia. Ann Otol Rhinol Laryngol, 121: 174-178, 2012.

7) Peng CL, et al.: Ultrasonographic measurement of tongue movement during swallowing. J Ultrasound Med, 19: 15-20, 2000.

8) 内田 学，ほか：超音波画像診断装置と心音マイクを用いた嚥下時の咽頭運動評価の妥当性と再現性．理学療法科学，27（5）：539-543，2012.

間接的検査

山口育子

問診とフィジカルアセスメント

■問診

　問診は患者自身の自覚的な訴え，さらに家族からの他覚的な訴えを聴取することが重要である。問診のポイントを表1にまとめる。むせが嚥下障害のサインであることは間違いないが，不顕性誤嚥も存在するため，むせ以外の情報が重要となる。

　また，神経疾患患者の多くは高齢であることから，何らかの疾患や既往歴を有し，器質的な変性や機能的な変性，心因性の問題も兼ね備えていることが多い。よって病歴の聴取が必須となる。さらに服薬の副作用も摂食・嚥下機能には影響を与える可能性がある。パーキンソン病患者では抗パーキンソン病薬の副作用による嚥下機能の変動があるため，服薬情報の聴取の重要性は増す。

　藤島の作成した質問紙（表2）は，特異度・感度ともに信頼性が高く[1,2]有益である。また，パーキンソン病の嚥下障害を早期に発見するために開発された嚥下障害質問票（Swallowing Disturbance Questionnaire；SDQ）は，15問の質問で構成された自己回答型質問票で，評価点の合計が11点以上のときに嚥下障害ありと診断される。感度80.5%，特異度81.3%であり有用である[3]（表3）。

■フィジカルアセスメント

　患者の様子を視診，触診などにより判断する重要な評価である。フィジカルアセスメントのチェックポイントを表4に示す。神経疾患患者では，局所的な摂食・嚥下機能の評価はもちろん，それに影響を与える全身的な評価も求められる。

表1 問診のポイント

項目	ポイント
むせ	むせの有無と頻度 どういう食事内容のときにむせるか むせやすい姿勢があるか
咳・痰	食事中，食事後のどのタイミングで咳が出るか 咳が出やすい姿勢があるか 痰の有無，性状 痰に食物の混入があるか
咽頭部の違和感	食後の食物残留感があるか
食欲低下と体重の減少	むせや咳，食事による疲労のため，食欲低下や体重減少がないか
食事時間	以前と比較して食事にかかる時間が長くなったか
食べ方	□からこぼれる □の中に食物が残る
声の変化	食事を契機にガラガラ声になるなどの変化はあるか

表2 摂食・嚥下障害の質問紙（藤島ら）

あなたの嚥下（飲み込み，食べ物を口から食べて胃まで運ぶこと）の状態について，いくつかの質問をいたします。いずれも大切な症状です。よく読んでA，B，Cのいずれかに丸を付けて下さい。この2，3年のことについてお答え下さい。

1	肺炎と診断されたことがありますか？	A．繰り返す	B．一度だけ	C．なし
2	やせてきましたか？	A．明らかに	B．わずかに	C．なし
3	物が飲み込みにくいと感じることがありますか？	A．よくある	B．ときどき	C．なし
4	食事中にむせることがありますか？	A．よくある	B．ときどき	C．なし
5	お茶を飲むときにむせることがありますか？	A．よくある	B．ときどき	C．なし
6	食事中や食後，それ以外の時にも喉がゴロゴロ（たんがからんだ感じ）することがありますか？	A．よくある	B．ときどき	C．なし
7	のどに食べ物が残る感じがすることがありますか？	A．よくある	B．ときどき	C．なし
8	食べるのが遅くなりましたか？	A．たいへん	B．わずかに	C．なし
9	硬いものが食べにくくなりましたか？	A．たいへん	B．わずかに	C．なし
10	口から食べ物がこぼれることがありますか？	A．よくある	B．ときどき	C．なし
11	口の中に食べ物が残ることがありますか？	A．よくある	B．ときどき	C．なし
12	食物や酸っぱい液が胃からのどに戻ってくることがありますか？	A．よくある	B．ときどき	C．なし
13	胸に食べ物が残ったり，つまった感じがすることがありますか？	A．よくある	B．ときどき	C．なし
14	夜，咳で寝られなかったり目覚めることがありますか？	A．よくある	B．ときどき	C．なし
15	声がかすれてきましたか（がらがら声，かすれ声など）？	A．たいへん	B．わずかに	C．なし

（文献1）より改変引用）

全身的機能

　全身状態として，血圧や体温，呼吸数や心拍数などのバイタルサインを確認し，嚥下に影響を与える意識レベルや高次脳機能障害の有無を確認する。さらに，摂食・嚥下障害に伴う低栄養状態や脱水の有無を，検査データも併せて確実にチェックする。微熱や呼吸苦，咳や痰の増加などは誤嚥性肺炎の症状である。

　呼吸機能に関しては，呼吸パターンと嚥下運動との協調性が重要である。呼気相で嚥下を行い，嚥下時には0.6〜0.8秒の無呼吸時間（嚥下性無呼吸）が作られることで気道への嚥下物の流入を防いでいるが，それらのタイミングが合わないと誤嚥が生じる。よって，呼吸パターンと嚥下とのタイミングを確認する。さらに，呼吸補助筋の過緊張が嚥下筋に影響を及ぼし舌骨，喉頭の動きを阻害することにもなるため，筋緊張や左右差を触診などにより評価する。また，随意的に自己喀痰できるか，そのための呼吸筋力や胸郭拡張性を有しているかなども評価する。

　全身の運動失調やパーキンソニズム，片麻痺の評価に関しては，それぞれの疾患のガイドラインに沿った評価をする必要がある。さらに，姿勢に関しては，嚥下筋の活動に影響を及ぼす脊柱のカーブ，脊柱と頭頚部のアライメント，左右の対称性などを評価する。

局所的機能

　口腔内の清潔が保たれていないと唾液などの嚥下物に雑菌が付着し，誤嚥すると誤嚥性肺炎を引き起こす。舌苔（図1①）の有無，齲歯など口腔内の衛生状況を確認する。併せて，廃用の影響は口腔内にも現れ，経年的に使用している義歯の不適合により咀嚼や舌運動を阻害する場合があるため，義歯の適合性も確かめる。

　基本的に嚥下障害の検査方法はその原因により異なることはないが，特に神経疾患による嚥下障害にお

第6章

表3 **日本語版嚥下障害質問票（SDQ－J）**

票内の数値が評価点で，合計 11 点以上のときに嚥下障害ありと判定する。

	質 問	0 ない	1 まれに（月1回以下）	2 しばしば（週1〜7回）	3 よくある（週7回以上）
1	リンゴやクッキーや煎餅のような固いものを噛みにくいと感じますか？				
2	飲み込んだ後口の中，歯ぐきと頬の間，舌の裏に食べ物が残ったり，上顎部分に食べ物が貼りつくことがありますか？				
3	食べたり飲んだりするとき，食べ物や水分が鼻から出てくることがありますか？				
4	噛んでいる食べ物が口から出てくることがありますか？				
5	口の中に唾液が多いと思いますか？　口からよだれが垂れたり，唾液を飲み込みにくいと感じますか？				
6	噛んだ食べ物がのどを通過するとき，数回飲み込みを繰り返しますか？				
7	固い食べ物を飲み込みにくいですか？（リンゴや煎餅がのどに詰まる感じがしますか？）				
8	すりつぶした食べ物を飲み込みにくいですか？				
9	食べているとき，食べ物のかたまりがのどに詰まるような感じがありますか？				
10	水分を飲むときに咳こみますか？				
11	固い食べ物を食べるときに咳こみますか？				
12	食べたり飲んだりした直後に声がしゃがれたり，小さくなったり，声が変わりますか？				
13	食事以外のときに気管に唾液が垂れこみ，咳こんだり，呼吸しにくいことがありますか？				
14	食事中，呼吸しにくくなることがありますか？				
15	ここ1年で呼吸器感染（肺炎,気管支炎）をわずらったことがありますか？	いいえ 0.5		はい 2.5	

（文献 3）より引用）

表4 フィジカルアセスメントに必要なチェックポイント

全身的機能	1	意識レベル
	2	注意障害や失認，失行，失語などの高次脳機能障害
	3	咳，痰，努力性呼吸などの呼吸機能
	4	姿勢（頸部，体幹の対称性，座位バランス能力など）
	5	運動麻痺（上肢，下肢，体幹の麻痺の程度，弛緩性麻痺，痙性麻痺）
	6	不随意運動（運動失調，振戦など）
	7	健側筋力
	8	循環動態
局所的機能	9	口腔内の状況や咽頭反射（嚥下反射，咽頭反射，下顎反射）
	10	咀嚼・嚥下筋力（咬筋，舌骨上筋）
	11	脳神経異常（三叉神経，顔面神経，舌咽神経，迷走神経，舌下神経）
	12	構音障害

図1 口腔内の異常所見

①舌苔　　　　　　　　②舌の偏位　　　　　　　③カーテン徴候

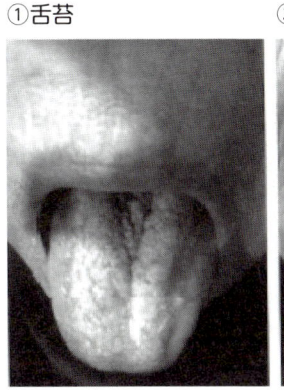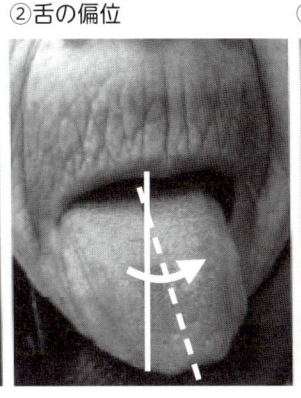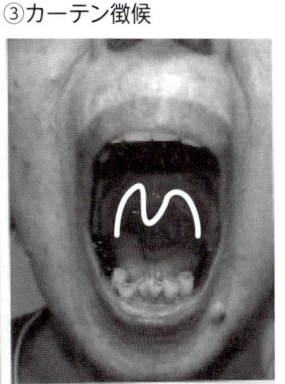

(文献 17) より転載)

図2 GS グレードの測定方法と判定基準

1：完全落下；途中で保持できず床上まで落下するもの
2：重度落下；頸部屈曲可動域の 1/2 以上落下するが止まるもの
3：軽度落下；可動域の 1/2 以内で落下が止まるもの
4：静止保持；最大屈曲位で落下せずに止まるもの

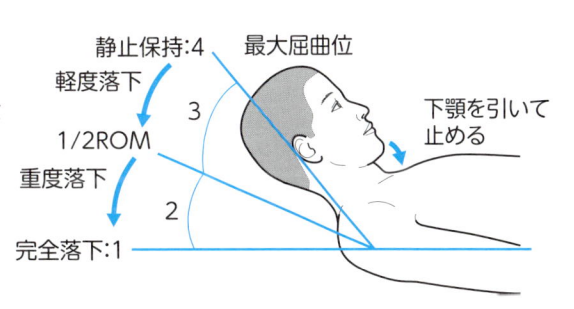

いては，脳神経の神経学的所見として，舌の偏位（図1 ②），カーテン徴候（図1 ③）など，咀嚼および舌運動の麻痺の有無を正確に記録する必要がある。嚥下にかかわる脳神経のまとめを表5 に示す。

　舌運動評価は，「パ」「タ」「カ」「ラ」などの音を 30 秒間で何回反復できるかを測定するオーラルディアドコキネシスや呈舌距離が用いられる。機器を用いて舌圧の測定も行われる。最大舌圧の目安として成人男性 35kPa 以上，成人女性 30kPa 以上，60 歳代で 30kPa 以上，70 歳代で 20kPa 以上が目標値となる[4]。嚥下筋力評価として舌骨上筋筋力を評価する GS グレードがある。GS グレードは背臥位で頭部を挙上し顎引き位を保持できるかを確認する。4 段階で評価され，3 以下を舌骨上筋の筋力低下と判定する[5]（図2）。

スクリーニング検査

　スクリーニング検査は，水，唾液，プリンといった嚥下する物の違いによりテスト内容が異なるが，ベッドサイドで簡便に評価でき有益である。しかし，前項の直接的検査と比較すると嚥下障害を見逃す可能性がある。脳卒中後の嚥下障害の頻度は，スクリーニング検査で判定すると 40％前後，嚥下造影検査（VF）や嚥下内視鏡検査（VE）を用いて判定すると 60％前後と乖離がみられるとの報告がある[6]。また，不顕性誤嚥を 40％見落とすとされている[7]。スクリーニングで陰性であっても，安全な経口摂取を意味するものではないことを念頭に置く必要がある。

表5 嚥下にかかわる脳神経のまとめ

	脳神経名	中枢	運動系（支配する筋）	感覚系	副交感神経	障害による主な症状と嚥下への影響	評価項目
V	三叉	橋	咀嚼筋	顔面の感覚舌の前2/3の温痛覚・触覚	—	顔面の感覚障害舌の前2/3の温痛覚・触覚障害咀嚼筋筋力低下[※1]	顔面の感覚下顎反射咀嚼筋筋力
VII	顔面	橋	顔面表情筋	舌の前2/3の味覚	唾液腺（舌下腺・顎下腺）	顔面表情筋の障害[※2]味覚低下（舌の前2/3）唾液分泌低下	顔面表情筋の筋力味覚
IX	舌咽	延髄	茎突咽頭筋	舌の後1/3の味覚舌の後1/3，咽頭の温痛覚・触覚咽頭，頸部の内臓感覚	唾液腺（耳下腺）	味覚低下（舌の後1/3）[※3]	味覚[※3]
X	迷走	延髄	咽頭筋喉頭筋軟口蓋の筋	咽頭の感覚胸腹部臓器の内臓感覚	胸腹部臓器の運動分泌調整	咽頭反射の障害嚥下障害構音障害　カーテン徴候[※3]	軟口蓋，咽頭後壁の動き[※3]
XII	舌下	延髄	舌筋[※4]	—	—	舌の運動障害	舌の診察（舌の萎縮，線維束攣縮，挺舌時の舌の偏位などは舌下神経麻痺の徴候）

※1　一側の単独麻痺では嚥下障害は顕著に現れない。顎二腹筋前腹と顎舌骨筋も三叉神経運動枝の支配であり嚥下時には舌骨の挙上に関与するが，単独麻痺では症状としてはとらえにくい。

※2　口腔期の口唇の閉鎖，頬部の緊張に関与する。麻痺側口角より嚥下物が漏れ，口腔内の保持，咽頭への送り込みに障害をきたす。

※3　2つの脳神経はまとめて評価されることが多く，神経診断学においてもいずれの神経障害かはほとんど区別されていない。
　　　一側の喉頭運動麻痺は嗄声を呈する。「アー」の発声時の軟口蓋の挙上の具合で軟口蓋麻痺の有無を観察し，一側性か両側性かを判断する。一側性の咽頭筋麻痺では，発声時に咽頭後壁が健側に移動するカーテン徴候がみられる。また一側梨状陥凹の唾液の貯留は，同側の咽頭筋麻痺を示唆する。

※4　舌骨下筋群を支配しており，一側の麻痺が生じた場合，喉頭が嚥下時にななめに挙上することとなる。

■改訂水飲みテスト（Modified Water Swallow Test；MWST）

　わが国では従来30mLの水分嚥下を用いた水飲みテストが用いられていたが，重症例などへの対応が困難であった。現在は3mLと少ない冷水を用いて嚥下運動を評価する改訂水飲みテストが広く用いられる[8]。

　口腔底に水を入れる際に誤嚥を起こさないように，最初は口腔底で保持した後に嚥下を行わせる。カットオフ値を3点とする嚥下有無判別の感度は0.70，特異度は0.88と報告されている[9]。評価として嚥下が良好な4点以上の患者に対しては複数回の検査を実施し，悪い場合の結果を用いて判定する（表6）。

■反復唾液嚥下テスト（Repetitive Saliva Swallowing Test；RSST）

　本検査は，検者の第3指を被検者の甲状軟骨，第2指を舌骨に軽く当てて30秒間に行える嚥下の回数を確認する検査である（図3）。甲状軟骨が指を十分に乗り越えた場合に1回とカウントし，完遂しない嚥下は除外する。高齢者では3回/30秒間のカットオフ値を設定し，3回未満は誤嚥のリスクありと

表6 改訂水飲みテスト（MWST）とフードテスト（FT）の評価基準

1	嚥下なし，むせる and/or 呼吸切迫
2	嚥下あり，呼吸切迫（不顕性誤嚥）
3	嚥下あり，呼吸良好，むせる and/or 湿性嗄声（および FT では口腔内残留中等度）
4	嚥下あり，呼吸良好，むせない（および FT では口腔内残留ほぼなし）
5	4に加え，反復嚥下が 30 秒以内に 2 回可能

（文献 8）より改変引用）

図3 反復唾液嚥下テスト（RSST）

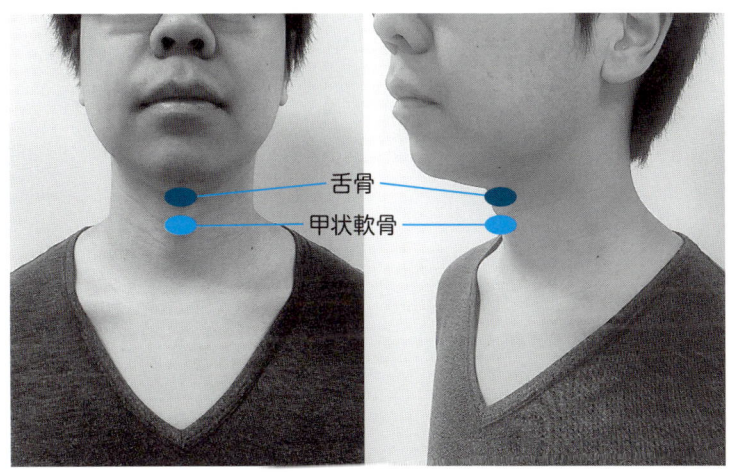
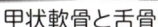

甲状軟骨と舌骨

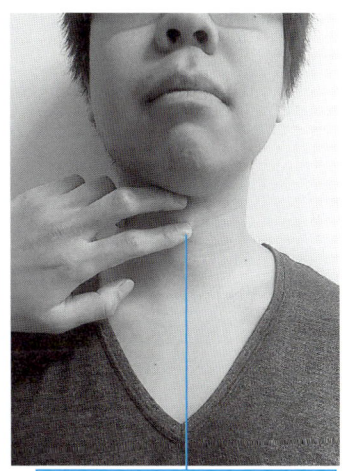

指腹を当て，唾液嚥下運動を繰り返させる

判定される。感度は 0.98，特異度は 0.66 で[10,11]，簡便で安全なうえにスクリーニングとしても優れた検査である。

■フードテスト（Food Test；FT）

本検査は茶さじ1杯（4g）のプリンを嚥下させて評価する簡便なスクリーニング検査である。嚥下後に，口腔内にプリンの残留が認められるかどうかで判定する。主として咀嚼による食塊形成機能，咽頭への移送機能を評価できる。評価の判定は MWST と同等でありカットオフ値は 4 点である（表6）。感度は 0.72，特異度は 0.62 であり[12]，口腔期から咽頭期の検査として多用される。

■頸部聴診法

本検査は聴診器を用いて呼吸音と嚥下音を評価する検査である（図 4）。嚥下を阻害しない小型の聴診器のほうが，頸部の非対称性が目立つ片麻痺患者には適している。聴診部位は，純粋に嚥下音のみを確認するために，頸動脈の拍動や喉頭挙上運動などの音声を検出しないよう輪状軟骨直下気管外側がよい。ここでは気管呼吸音も検出される。咀嚼中には清明な呼吸音があり，嚥下が発生するときには呼吸が停止し嚥下が終わると呼気から始まる，という一定のリズムが聴取できる。

長い嚥下音，弱い嚥下音，複数回の嚥下音のときには移送不全，咽頭収縮の減弱，喉頭挙上不全，食道入口部弛緩不全が考えられる。泡立ち音やむせを伴う喀出音，嚥下直後の呼吸音が湿性音・液体振動音の場合は誤嚥または咽頭喉頭への液体貯留が示唆される。また，呼吸と嚥下のリズムが崩れ，嚥下反射前に

第6章

咽頭へ食塊が流れ込む移送音，喘鳴，咳，湿性嗄声などが聴取された場合も異常である。誤嚥の有無に関する判定について，感度は 0.84，特異度は 0.71 と報告されている [13]。

図4 頸部聴診法

喉頭隆起の外側あるいは輪状軟骨直下気管外側で，気管呼吸音と嚥下音を聴診する。嚥下前は呼気相，嚥下の瞬間に無呼吸となり，嚥下後に呼気相から再開する。このパターンの確認や，異常呼吸音，むせこみの有無などを確認する。

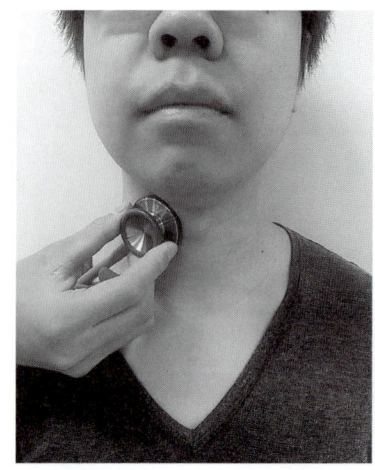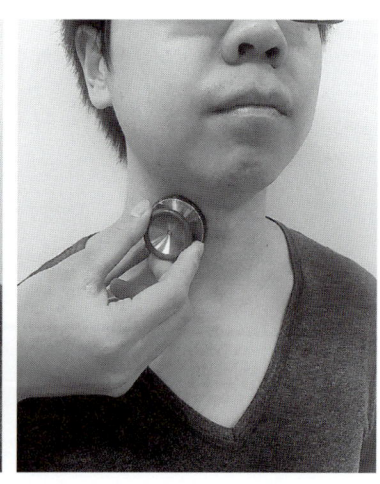

■不顕性誤嚥を検出する検査

簡易嚥下誘発試験 (Simple Swallowing Provocation Test；SSPT)

仰臥位にて鼻腔チューブを上咽頭に挿入して 0.4mL の水を滴下，次いで 2mL の水を滴下して嚥下反射を確認する。滴下後 3 秒以上反射が起こらない場合を異常所見とする。不顕性誤嚥に伴う誤嚥性肺炎を検出する感度は，0.4mL の水で感度 1.00，特異度 0.84，2mL の水で感度 0.76，特異度 1.00 である [8]。

咳テスト

クエン酸や酒石酸を用いて，それらを吸入し，咳の頻度をみる検査である。咳反射の減弱は肺炎の頻度と関連があるとされる [14]。

総合的な嚥下能力評価

MASA (Mann Assessment of Swallowing Ability) は，覚醒，協力，言語理解，呼吸，嚥下後呼吸数，失語症，失行症，構音障害，流涎，口唇閉鎖力，舌運動，舌筋力，舌協調性，食塊形成，咽頭反射，軟口蓋運動，食塊のクリアランス（口腔内残留），口腔移送，咳反射，随意的な咳，発声，気管切開，咽頭相，咽頭の反応の 24 項目について評価する。各項目を 3 〜 5 段階，総合点で評価する。臨床評価法として信頼性，妥当性ともに高い [15]。

日本摂食嚥下リハビリテーション学会では，総合的な評価表として摂食嚥下障害評価表（簡易版）を作成している [16]（**表7**）。これは，在宅，入院，施設入所などの場面や急性期では摂食・嚥下障害の有無を判断する際に，最低限必要なポイントを示している。

表7 摂食嚥下障害評価表

主訴ないし症状			
原因疾患 / 基礎疾患		関連する既往歴	
栄養方法	経口摂取：常食・粥・きざみ・その他（　　　　　　） 絶食		
	水分：トロミなし・トロミ付き・禁		
補助（代替）栄養	なし・経鼻経管・胃瘻・点滴・その他	座位耐久性	十分・不十分・不可

1.　認知		**6.　発声・構音（気切：無・有［カフ：無・有]）**	
意識	清明・不清明・傾眠	発声	有声・無声・なし
意思表示	良・不確実・不良	湿性嗄声	なし・軽度・重度
従命	良・不確実・不良	構音障害	なし・軽度・重度
食への意欲	あり・なし・不明	開鼻声	なし・軽度・重度
その他：		その他：	

2.　食事		**7.　呼吸機能**	
摂取姿勢	椅子・車椅子・端坐位・bed up（　）	呼吸数	回 / 分
摂取方法	自立・監視・部分介助・全介助	随意的な咳	十分・不十分・不可
飲食中のムセ	なし・まれ・頻回	その他：	
口腔内食物残留	なし・少量・多量		
流涎	なし・少量・多量	**8.　スクリーニングテスト**	
その他：		反復唾液嚥下テスト　　　回 /30 秒	
3.　頸部		喉頭挙上　　　十分・不十分・なし	
頸部可動域	制限なし・少し動く・不動	改訂水飲みテスト（3ml,　　　ml）	
その他：		1.　嚥下なし，むせる　and/or　呼吸切迫	
4.　口腔		2.　嚥下あり，呼吸切迫（silent aspiration 疑い）	
義歯（不要・要）	適合・不良・なし	3.　嚥下あり，呼吸良好，むせる　and/or 湿性嗄声	
		4.　嚥下あり，呼吸良好，むせなし	
		5.　4. に加え，追加空嚥下運動が 30 秒以内に 2 回可能	
衛生状態（口腔）	良好・不十分・不良	その他：	
その他：		**9.　脱水・低栄養**	
5.　口腔咽頭機能		皮膚・眼・口の乾燥	なし・軽度・重度
開口量	3 横指・2 横指・1 横指以下	るいそう	なし・軽度・重度
口角下垂	なし・あり　（右・左）	その他：	
軟口蓋運動 （/ ア / 発声時）	十分・不十分・なし		
咬合力	十分・　不十分・　なし	**10.　まとめ：**	
舌運動　挺舌	十分・下唇を越えない・不能	治療方針：指導のみ・外来訓練・入院訓練・他院へ紹介・他	
偏位	なし・あり　（右・左）		
口腔感覚異常	なし・あり（部位：　　　　）		
その他：		**11.　検査**	
		VF	済（ / ）・予定（　/ ，未定）
評価者氏名 / 職種		VE	済（ / ）・予定（　/ ，未定）

（文献 16）より引用）

まとめ

　神経疾患患者の摂食・嚥下機能の評価は，VF をゴールドスタンダードとして，VE をうまく使いながら評価されることが望ましい。また，不顕性誤嚥が多いことからも，本人が自覚する，しないにかかわらず，さまざまな検査により嚥下機能の評価を行い誤嚥性肺炎の危険性を察知すべきである。疾患ごとに嚥下障害の様相はまったく異なるため，病態から推察される症状を正しく検出できる検査を選択し，嚥下の状態を正しく判断する必要がある。

引用文献

1) 藤島一郎 編：症状とスクリーニング . よくわかる嚥下障害 , 改訂第 2 版 , 80-92, 永井書店 , 2005.
2) 大熊るり：摂食・嚥下障害スクリーニングのための質問紙の開発 . 日摂食嚥下リハ会誌 , 6 (1)：3-8, 2002.
3) 山本敏之：パーキンソン病の嚥下障害とその治療 . MB Med Reha, 135: 37-44, 2011.
4) Utanohara Y, et al.: Standard value of maximum tongue pressure taken using newly developed disposable tongue pressure measurement device. Dysphagia, 23 (3)：286-290, 2008.
5) 吉田　剛 , ほか：喉頭位置と舌骨上筋群の筋力に関する臨床的評価指標の開発およびその信頼性と有用性 . 日摂食嚥下リハ会誌 , 7 (2)：143-150, 2003.
6) Martino R, et al.: Dysphagia after stroke: incidence, diagnosis, and pulmonary complications. Stroke, 36: 2756-2763, 2005.
7) Splaingard ML, et al.: Aspiration in rehabilitation patients: videofluoroscopy vs bedside clinical assessment. Arch Phys Med Rehabil, 69 (8)：637-640, 1988.
8) 才藤栄一：総括研究報告書 . 平成 11 年度厚生科学研究費補助金 (長寿科学総合研究事業) 摂食・嚥下障害の治療・対応に関する総合的研究 厚生科学研究費補助金研究報告書 , 1-17, 2000.
9) 戸原　玄 , ほか：Videofluorography を用いない摂食・嚥下障害評価フローチャート . 日摂食嚥下リハ会誌 , 6 (2)：196-206, 2002.
10) 小口和代 , ほか：機能的嚥下障害スクリーニングテスト「反復唾液嚥下テスト」の検討 (1) 正常値の検討 . リハ医 , 37: 375-382, 2000.
11) 小口和代 , ほか：機能的嚥下障害スクリーニングテスト「反復唾液嚥下テスト」(the Repetitive Salva Swallowing Test：RSST) の検討 (2) 妥当性の検討 . リハ医学 , 37: 383-388, 2000.
12) Scarnnapieco FA: Role of oral bacteria in the respiratory infection. J Periodontol, 70: 793-802, 1999.
13) Zenner PM, et al.: Using cervical auscultation in the clinical dysphagia examination in long-term care. Dysphagia, 10: 27-31, 1995.
14) Nakajoh K, et al.: Relation between incidence of pneumonia and protective reflexes in post-stroke patients with oral tube feeding. J Intern Med, 247: 39-42, 2000.
15) Antonios N, et al.: Analysis of physician tool for evaluating dysphagia on an inpatient stroke unit: the modified Mann Assessment of Swallowing Ability. J Stroke Cerebrovasc Dis, 19 (1)：49-57, 2010.
16) 植田耕一郎 , ほか：摂食・嚥下障害の評価 (簡易版) 日本摂食・嚥下リハビリテーション学会医療検討委員会案 . 日本摂食・嚥下リハビリテーション学会医療検討委員会 . 日摂食嚥下リハ会誌 , 15 (1)：96-101, 2011.
17) 原　寛美 , 吉尾雅春 編；嚥下障害 , 脳卒中理学療法の理論と技術 改訂第 2 版 , 471-483 , メジカルビュー社 , 2016.

姿勢と嚥下から考える
ポジショニングの重要性

第7章

姿勢と嚥下機能から考える
ポジショニングの重要性

内田　学

神経疾患患者における姿勢と嚥下

　脳卒中やパーキンソン病，脊髄小脳変性症を患った患者には，運動麻痺，感覚麻痺，高次脳機能障害，固縮，不随意運動，運動失調，平衡機能障害など，中枢性の障害として多種多様の障害が出現する。摂食・嚥下領域に関連する障害としては，球麻痺や仮性球麻痺，自律神経障害，失調など，咽頭・口腔内の運動や感覚をつかさどるニューロンにも障害が出現する。摂食行為そのものにおいては上下肢，体幹の運動機能も考慮する必要があると考えられ，食事摂取に関しては，口腔顔面機能に限局されることなく視野を広げた対応が要求される。

　健常人は，姿勢調節を中枢神経で処理されたなかで生活するため，どのような環境であっても，たとえ不慣れな食事場面でも嚥下が損なわれることはない。しかし，神経疾患患者は姿勢を調節する機構が障害されることで，構造が複雑，かつ緻密な姿勢反射，平衡機能障害，立ち直り反応が発揮されないことをMonnier[1]は報告している（図1）。

重力下における頭頸部の位置と嚥下筋の関係

　重力は身体に対して鉛直方向に作用しており，円滑な嚥下運動を実施するために頭頸部を中間位に保持した状態で，なおかつ左右対称を保持している姿勢が最も効率がよい。嚥下運動に関与する舌骨や咽頭，喉頭などは骨性の支持がないことから，それらに運動を起こす嚥下運動では前面筋のかかわりだけでは不安定である。従って，頸部後面筋や肩甲帯から頸部に付着する筋によって固定することで嚥下運動を行っている。すなわち，前面筋と後面筋は適切な位置関係でバランスよく張力を発揮することが要求されている（図2）。また，嚥下筋の作用効率を上げるためにもある程度の緊張が要求される[2]。従って，適切な座位姿勢には，前面筋と後面筋のバランス，嚥下筋に加わる重力による張力など，よりよい環境が整っているものと考えられる。一方で，神経疾患患者では姿勢調節が障害されることが多い。重心線を中心にした前面と後面の筋の調和が崩れ，適切な座位姿勢の保持が困難となりやすい。このような状態は，姿勢の崩れを頸部で代償することが多く，頸部の位置が嚥下に対して不利に働いていることを把握する必要がある（図3）。

　姿勢の違いにより，咽頭，喉頭に対する重力の影響が異なる。異常な姿勢を呈する片麻痺に限らず，座位から後方にもたれかかる姿勢は，いずれの体位においても嚥下には不利に働いてしまう。臥位姿勢での嚥下は，筋の活動バランスが崩れることに加えて嚥下筋にかかる重力が荷重線からはずれてしまうため，嚥下を実施する際，反射の筋活動のみに依存することになる。したがって，座位と臥位で嚥下筋の作用を比較すると，臥位での嚥下運動は弱化するため注意が必要である。リクライニングや臥位で嚥下を行わせなければならない場合などは，頸部を屈曲位にすることによる誤嚥の予防が要求される（図4）。

図1 姿勢制御の反射図式

姿勢調節には，外界と生体内の変化を速やかに受容する感受性が必要で，身体運動や摂食・嚥下機能とは切っても切り離せない関係である。本来，身体が置かれている環境と食事環境との相互的な位置関係は適切に構成されるが，片麻痺患者は単一の異常運動パターンに固執する傾向があるため，摂食・嚥下に対しては不利に働く傾向がある。

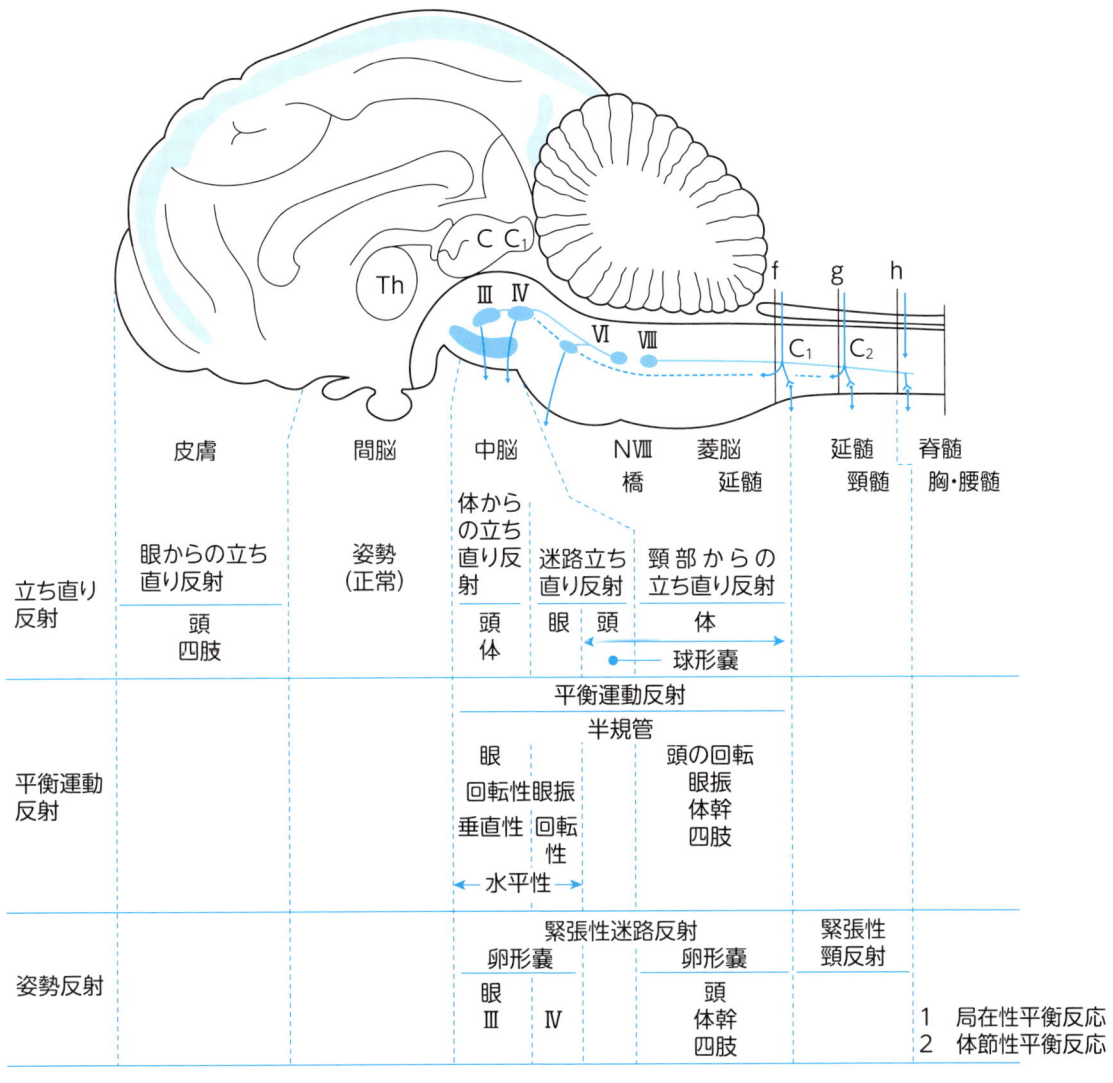

（文献 1）より作成）

図2 嚥下に作用する頸部前面筋と後面筋の関係

頭部は頸部を軸として前方にかかる重みが大きい。重力の影響で，頸部は前屈するように働く。前頸部にある嚥下の機能を発揮させるためには，後頸部の伸筋が作用することが重要である。

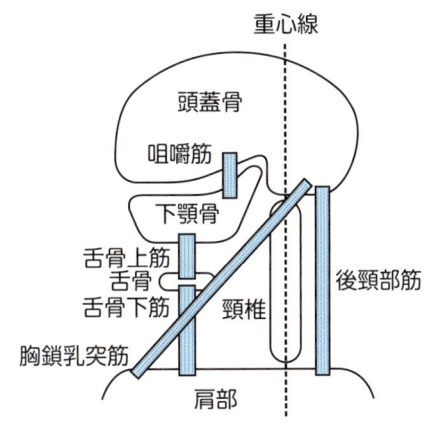

第7章

145

図3 頸部の調和が崩れた片麻痺患者の食事場面

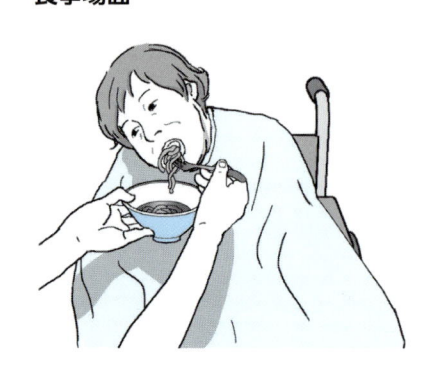

図4 リクライニング時の頸部前屈

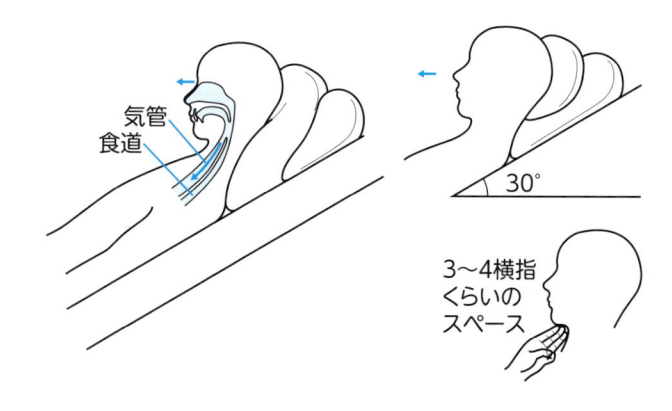

気管
食道

30°

3〜4横指
くらいの
スペース

嚥下筋の作用を不利に働かせる神経疾患患者の異常姿勢の特徴

　嚥下筋の多くは頸部と体幹に存在しており，当然のように嚥下の機能以外にも頭頸部運動，上肢活動，呼吸など多様な運動機能としての役割をもつ。片麻痺患者は，姿勢調節が障害されることで頸部の活動が姿勢を代償する傾向があり，嚥下に対する関与率が減少するといわれている[3]。特に舌骨筋群は頭頸部の屈曲や回旋などにおいても筋活動として参加するため，正中位を保持できない不安定な座位姿勢では舌骨筋群の嚥下に関与する割合が減少する傾向がある（図5）。

図5 姿勢の違いと嚥下筋の活動性
嚥下筋（顎二腹筋・甲状舌骨筋）は，
不良姿勢下に置くと活動性が低下する。

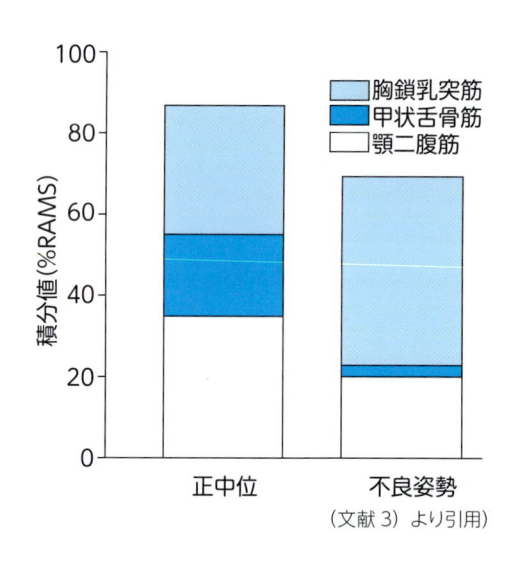

凡例：
■ 胸鎖乳突筋
■ 甲状舌骨筋
□ 顎二腹筋

縦軸：積分値（%RAMS）
横軸：正中位　不良姿勢

（文献3）より引用）

頸部の立ち直り反応と嚥下機能

　神経疾患患者には，中枢神経系の障害が生じる結果として姿勢調節障害が出現する。一般的にはバランス障害と判断されるが，体幹が非対称性になっていることを認識できない前庭・迷路系や深部感覚などの神経学的な異常と，運動麻痺や関節の機能異常などの構築学的な異常の両面が混在する。いずれの場合においても，体幹が傾斜することは嚥下に必要な筋活動に影響を及ぼす。

　姿勢調節機構のなかでは体軸のズレに対して正中位に修正する立ち直り反応（図6）が重要である。横井ら[4]は嚥下時に発生する筋活動の持続時間について検討し，体幹を側方に30°傾斜させた姿勢で立ち直り反応が出現する状態は正中位での嚥下動態と変化がなく安全であることを報告した。一方で立ち直り

反応が出現しない異常姿勢は、嚥下にかかる持続時間が有意に増加していたことから、頸部の位置と嚥下との密接な関係性が考えられる。立ち直り反応が出現しない姿勢は、左右の食道入口部に対して均一の食塊移送が困難になることは第2章で報告しているが、咽頭や喉頭、食道は可能な限り正中位にあるべきである。立ち直り反応が出現しない非対称姿勢では、食塊は重力により下側に位置する食道入口部のほうを通過してしまうため、口腔内の食塊を1回の嚥下で対応することはきわめて困難である（図7）。従って、咀嚼後に口腔内でため込んでしまったり、嚥下後にも1回の嚥下で処理しきれず口腔内残渣が目立ってしまうなどの異常嚥下の所見を形成することにもつながる。

　食事を摂取するうえでは、体軸が傾斜していることを容認しなければならない神経疾患患者は多く存在する。しかし、頸部の位置や咽頭の位置に関しては可能な限り立ち直り反応を意識し、正中位の保持を徹底することが要求される。

図6 立ち直り反応の出現と姿勢の関係性

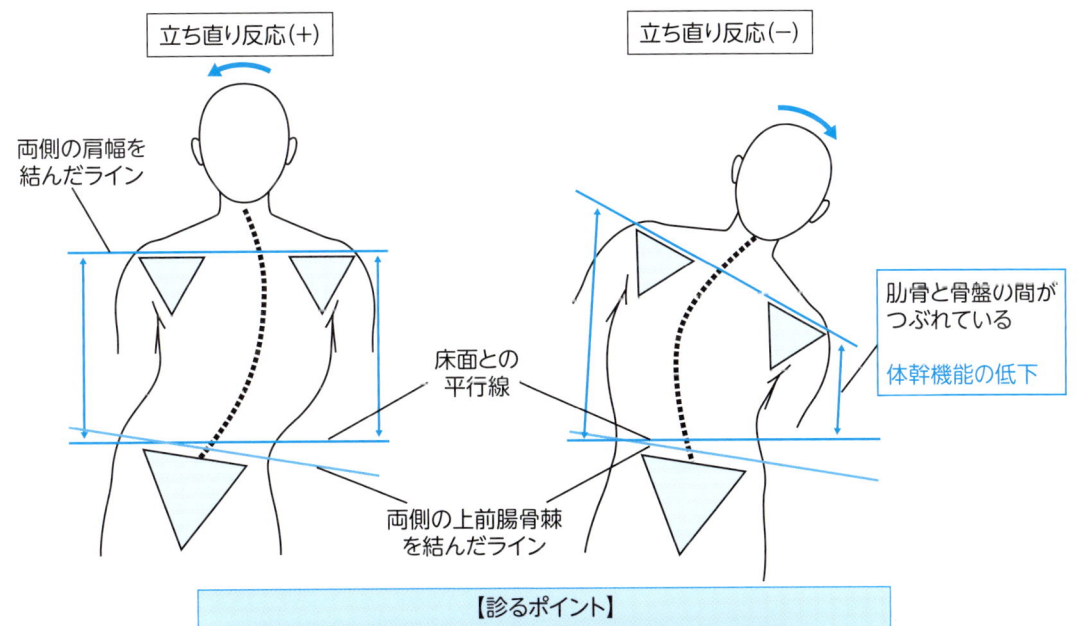

図7 立ち直り反応と食道通過

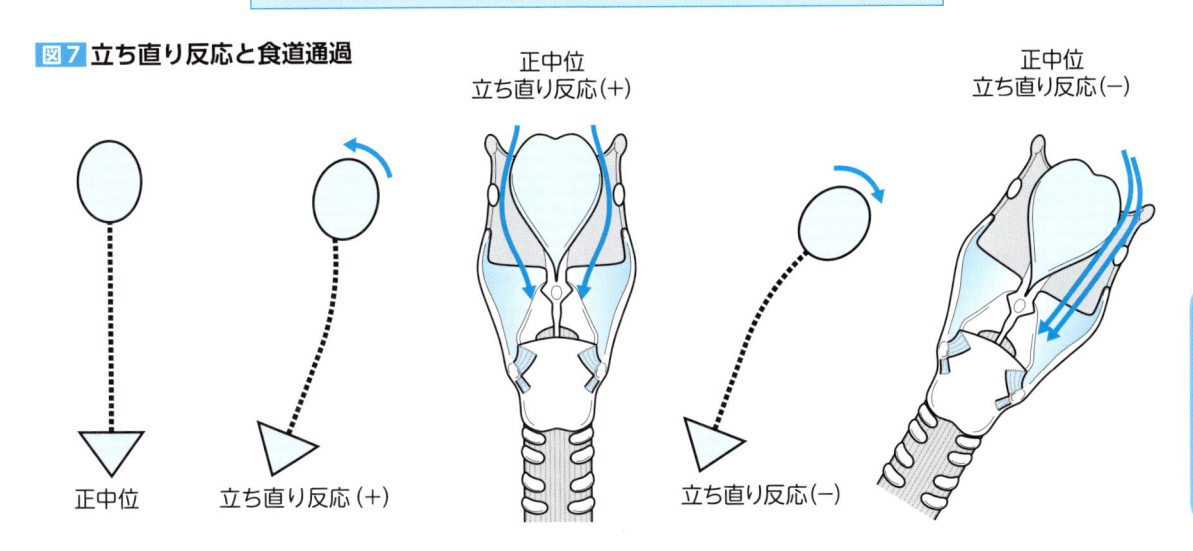

姿勢と舌運動の関連性

　安全な嚥下を行うためには，食物を口腔内に取り込んだ後に食塊を形成するためにある程度の大きさに刻み込む咀嚼運動が必須である。咀嚼の過程は，ただ顎関節の運動を単調に行っているわけではなく，咀嚼に合わせた舌の運動がきわめて重要な役割を担っている（図8）。舌は，食物を口腔内に取り込む前から嚥下を行うまでの間で制止することのない運動器官であり，咀嚼と嚥下には欠かすことのできない重要な運動性を担っている。下顎は上下方向への運動が中心であるが，舌は下顎の咀嚼運動と空間的，時間的に連動しながら周期的に動く[5,6]。舌の運動は，上下方向の運動に加えて前後方向にも運動幅をもっている。下顎の上下方向成分との同期性は高いが，前後方向への運動成分は下顎よりも大きく，顎関節運動との相関性は低い[7]。この舌運動は，咀嚼の効率性を高めるために咀嚼運動に合わせて左右方向へも回転し，食物を咬合面に載せる作用も担っている。以上のことから，舌運動が正常に機能していなければ咀嚼や嚥下を安全に遂行することは困難である。

　人間の発達における舌運動の始まりは，乳児が母乳を飲む際に行う吸啜反射である。生後6カ月までの間は吸啜のために動く前後方向の運動のみであるが，それ以降の時期では上下方向と左右方向の運動が

図8 バナナ咀嚼時の舌，下顎，舌骨運動の上下，前後成分の時系図

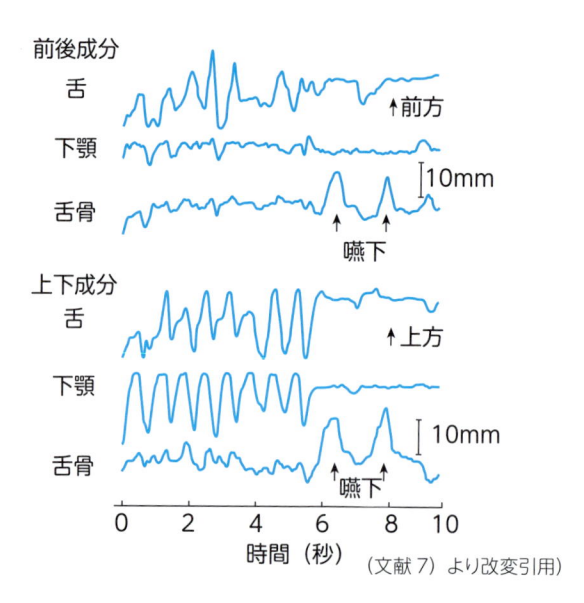

（文献7）より改変引用）

図9 発達に合わせた舌運動の特徴

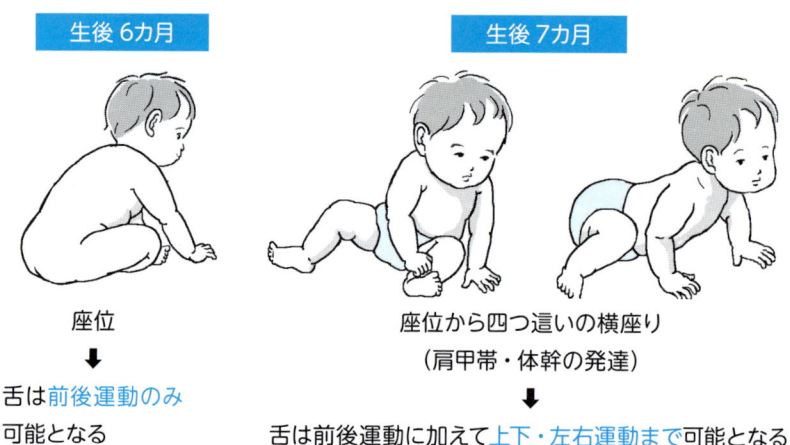

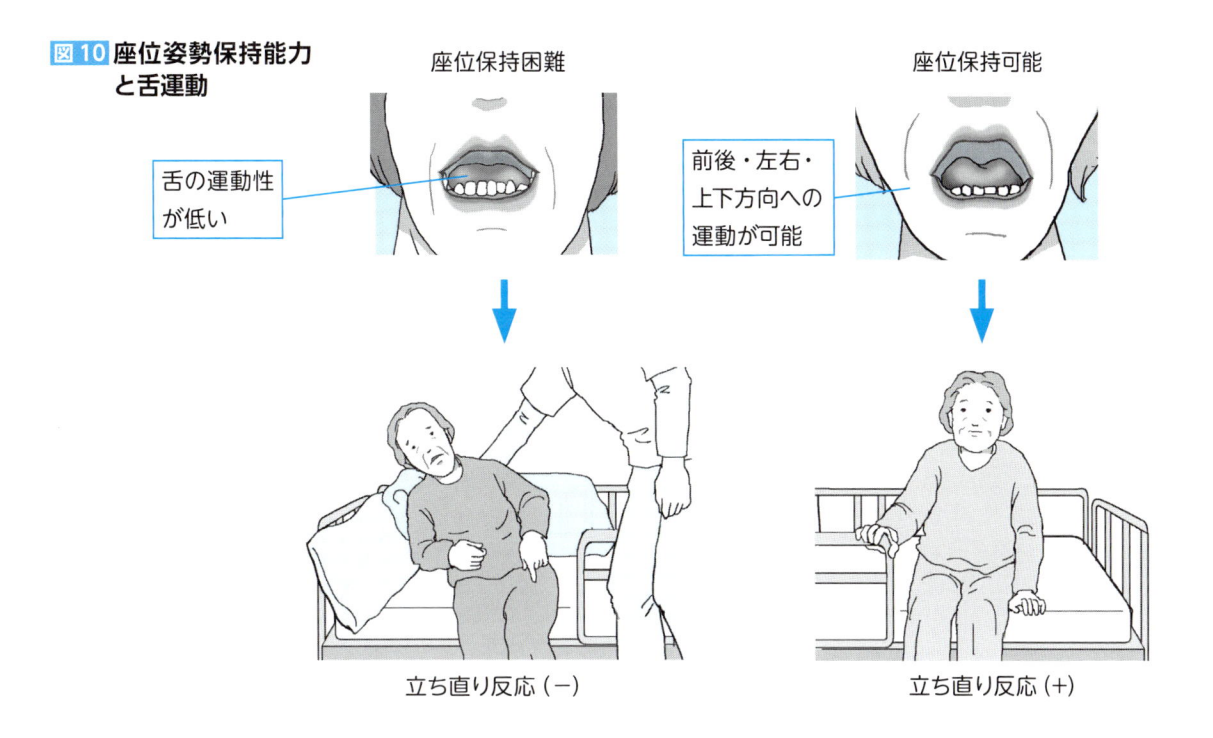

図10 座位姿勢保持能力と舌運動

座位保持困難

舌の運動性
が低い

座位保持可能

前後・左右・
上下方向への
運動が可能

立ち直り反応（－）

立ち直り反応（＋）

出現している[8]。これを運動発達の面から考えると，舌が前後方向に運動する時期は定頸（首が座る）がなされない時期からようやく定頸まで成長した時期である。一方で，舌運動が上下・左右に動き始める時期は，座位や四つ這いなど体幹の抗重力筋の発達が得られた時期である（図9）。体幹や頭頸部の発達に伴い舌運動が追従して機能性が向上するものである。嚥下障害を全体的にとらえていくうえでは姿勢と舌運動を関連付けて評価を行うべきである。そのような意味で，座位姿勢の保持が困難である片麻痺患者は体幹に機能障害が出現することが多く，発達に照らし合わせて考えると舌運動としても前後・左右・上下方向に運動を発揮することは困難な状況にあると考えられる（図10）。

まとめ

　神経疾患患者に出現する嚥下障害に対して，口腔顔面の構造や機能に特化した評価や治療が展開されている印象がある。もちろん，一次性に出現する嚥下機能の障害を避けることはできないが，神経疾患患者には二次性に起こる多くの機能異常が形成されてしまう。基本動作やADLのなかで運動の自由度を失った活動を余儀なくされ，結果的に代償的な活動が運動のパターンになってしまっている。それは，単一的な運動であり，多様性に富む運動にはならないことから，姿勢調節の異常が日常的になってしまう。このような状態は一次性に生じている嚥下機能の障害をさらに加速していることを理解する必要がある。局所的な視点にとどまることなく，全身の姿勢異常が嚥下障害を形成する障害の組み立て方について考えることが重要である。これらの視点は，神経疾患患者の残存機能をさらに高め，安全で安心して食事に向かい合えるQOLの担保につながる。ひいては，起こす必要のない誤嚥性肺炎を抑制して本人や家族の精神的・肉体的・経済的負担を解除し，医療費にかかる予算の縮小にも直結する。

　神経疾患患者の嚥下機能は，全身の姿勢を調整する環境因子によって驚くほど変容するものである。食事場面を詳細にチェックし，頸部の位置や姿勢調節機構，健側上肢の箸やスプーンの使い方など，多岐にわたる視点で介入し，「食べられるポジショニング」を検索する必要がある。

第7章

1) Monnier M: Motor and psychomotor function. Functions of Nervous System, vol 2, Elsevier, 1968.

2) 太田清人：頚部・体幹・姿勢のコントロール. MED REHABIL, 57(2005 年 9 月増刊号): 26-33, 2005.

3) 内田　学, ほか：表面筋電図学的解析を用いた嚥下関連筋の機能評価－嚥下筋の協調性に着目して評価した誤嚥患者の特性－. 第 51 回日本理学療法学術大会 , 2015: P-RS-11-3, 2016.

4) 横井輝夫, ほか：頸部の立ち直りが嚥下動態に及ぼす影響についての基礎研究－表面筋電図を用いて－. 理学療法科学, 24(6): 833-835, 2009.

5) Palmer JB, et al.: Tongue-jaw linkages in human feeding: a preliminary videofluorographic study. Arch Oral Biol, 42: 429-441, 1997.

6) Hiiemae KM, Palmer JB: Food transport and bolus formation during complete feeding sequences on foods of different initial consistency. Dysphagia, 14: 31-42, 1999.

7) Matsuo K, Palmer JB: Kinematic linkage of the tongue, jaw, and hyoid during eating and speech. Arch Oral Biol, 55: 325-331, 2010.

8) 北村清一郎, ほか：なぜ「黒岩恭子の口腔ケア＆口腔リハビリ」は食べられる口になるのか, 31-35, デンタルダイヤモンド社, 2015.

索 引

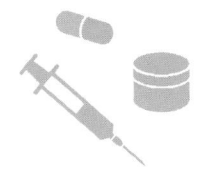

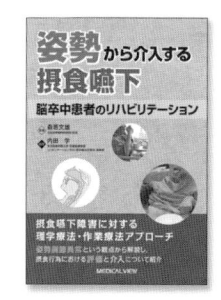

姿勢を意識した 神経疾患患者の 食べられるポジショニング

2019年 10月 10日　第1版第1刷発行
2023年 11月 30日　　　　　第4刷発行

■ **監　修**　森若文雄　もりわか　ふみお

■ **編　集**　内田　学　うちだ　まなぶ

■ **発行者**　吉田富生

■ **発行所**　株式会社メジカルビュー社
〒162-0845 東京都新宿区市谷本村町2-30
電話　03(5228)2050(代表)
ホームページ　https://www.medicalview.co.jp

営業部　FAX　03(5228)2059
　　　　E-mail　eigyo@medicalview.co.jp

編集部　FAX　03(5228)2062
　　　　E-mail　ed@medicalview.co.jp

■ **印刷所**　三美印刷株式会社

ISBN 978-4-7583-2014-6　C3047

© MEDICAL VIEW, 2019.　Printed in Japan